协和护士说
科学养娃

主　审	张抒扬
总主编	吴欣娟　郭　娜
主　编	薄海欣　孙　静
副主编	连冬梅　李　杨

编　者（以姓氏笔画为序）

于素杰	王亚静	田春辉	孙　静
李　杨	杨志丽	连冬梅	邹　垚
张胜男	苑　静	周　寅	周　煦
莫雅睿	韩　瑞	韩丽军	程　蕾
薄海欣			

绘　图　京视传美＆黄依逸　陈锦玲　李　岩

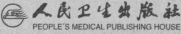

人民卫生出版社
PEOPLE'S MEDICAL PUBLISHING HOUSE
·北　京·

版权所有，侵权必究！

图书在版编目（CIP）数据

科学养娃 / 薄海欣，孙静主编 . 一北京：人民卫生出版社，2021.4

（协和护士说）

ISBN 978-7-117-31424-4

I. ①科… Ⅱ. ①薄…②孙… Ⅲ. ①婴幼儿 – 哺育②婴幼儿 – 护理 Ⅳ. ①R174

中国版本图书馆 CIP 数据核字（2021）第 055324 号

人卫智网	www.ipmph.com	医学教育、学术、考试、健康，购书智慧智能综合服务平台
人卫官网	www.pmph.com	人卫官方资讯发布平台

协和护士说
科学养娃
Xiehe Hushi Shuo
Kexue Yangwa

主　　编：薄海欣　孙　静
出版发行：人民卫生出版社（中继线 010-59780011）
地　　址：北京市朝阳区潘家园南里 19 号
邮　　编：100021
E - mail：pmph @ pmph.com
购书热线：010-59787592　010-59787584　010-65264830
印　　刷：保定市中画美凯印刷有限公司
经　　销：新华书店
开　　本：710×1000　1/16　印张：27
字　　数：346 千字
版　　次：2021 年 4 月第 1 版
印　　次：2021 年 5 月第 1 次印刷
标准书号：ISBN 978-7-117-31424-4
定　　价：69.00 元

打击盗版举报电话：010-59787491　E-mail：WQ @ pmph.com
质量问题联系电话：010-59787234　E-mail：zhiliang @ pmph.com

　　健康是人类社会发展进步的重要前提，是人民群众始终追求的基本权利，也是民族昌盛和国家富强的显著标志。随着科学技术不断发展、医学水平持续提升，越来越多关于生命的疑问和奥秘被医学科学家和医务工作者逐步揭开，社会各界也充分认识到开展健康科普工作的急迫性和必要性。特别是党的十九大提出实施"健康中国"战略以来，在全社会范围内营造了重视和关注生命健康的良好氛围，有力推进了健康科普工作向高质量发展。

　　北京协和医院是我国医疗行业的"排头兵"与"领航者"，在整整一百年不平凡的发展历程中，始终坚持"以人民为中心"，全力以赴去做好每件老百姓关心的事、需要的事。在协和人积极面向社会和公众传播健康知识和健康观念的过程中，护理团队积极拓宽健康教育领域，加大科普传播力度，充分发挥护理人员在提升居民健康水平中的作用。作为我国公共卫生护理发源地，协和建院之初的护理前辈们点燃了护理科普之光，一代代协和护理人在接续奋斗中薪火相传、发扬光大。而今，新时代的协和护理人已在做实、做细、做精护理科普的道路上全速奋进。他们组织开展了针对公众需求的系列健康科普活动，创作了有丰富教育内涵的科普作品，通过多种形式向人民群众传递科学且有温度的健康知识和理念。

　　我相信，在协和百年华诞的重要历史时刻，协和护理人能够把这份凝聚智慧和关爱的健康叮嘱送到更多人身边，为人民群众全生命周期的健康提供更加优质周到的服务和坚实有力的保障。这套丛书共计四册，涉及慢性病、传染病、妇女健康和儿童成长等内容，都是公众普遍关心的健康话题，希望它能够成为大家健康生活的良师益友，为进一步增强人民健康福祉贡献协和力量！

北京协和医院名誉院长

中国科学院院士

中国科协副主席

中华医学会常务副会长

2021 年 3 月

前言

　　随着经济水平的发展、生活水平的提高，人民对健康的需求也不断提升。按照《"健康中国 2030"规划纲要》精神，人民健康是优先发展的国家战略，预防为主是卫生健康工作的重要方针。"健康中国，健康儿童"，儿童健康不仅关系着家庭幸福，更关系到祖国的未来。党和国家一直非常重视儿童的健康工作，为少年儿童的茁壮成长创造各种有利条件。

　　儿童不是缩小版的成人，其生理、心理、疾病谱等都有自己的特点。在孩子出现健康问题时，家长缺乏相关知识去评估孩子病情，从而不能及时、高效地采取措施。俗话说"孩子一生病，大人半条命"，一旦孩子不舒服，家长多半纠结于以下几个问题：孩子怎么了？严重不严重？是不是需要去医院？去医院会不会传染上其他的病？在家需要注意什么？

　　本书旨在为家长提供儿童常见病相关医疗和护理知识，内容力图体现科学性、简约性、实践性和先进性原则。本书共分为五章，包括儿童常见症状护理、儿童常见疾病护理、儿童常见感染性疾病、儿童常见意外伤害的预防及处理、儿童用药。各章围绕儿童常见健康问题，介绍其预防措施、症状特点、发生原因、急救要点、就诊注意事项及家庭护理方法，对家长常见的疑问给予详细解答，实用性强。本书在形式上图文并茂，保证了可读性。

　　本书由具有丰富科普教育工作经验的北京协和医院儿科护理团队编写、审定，保证了科学性、针对性。在此，对所有关心和支持本书编写的领导、为本书编写付出辛苦努力的专家和美术团队表示衷心的感谢！

"少年智则国智，少年富则国富，少年强则国强，少年进步则国进步"，祝愿所有儿童健康成长，祝愿我们的国家繁荣昌盛！

薄海欣　孙　静

2021 年 2 月

目录

协和
护士说

儿童常见症状护理

第一节

发热

——吃药、打针、输液选哪个？

平日里活蹦乱跳的宝宝突然发热了，浑身滚烫，小脸红彤彤的，全家都急坏了。奶奶说，小孩发热要"捂汗"，蒙上厚被子，汗出来了就好了。爷爷说，要马上去医院，打一针退热针、挂上点滴、用上消炎药。爸爸说，还是先把退热药吃上吧。妈妈给宝宝贴上了退热贴，却不知道接下来要听谁的。

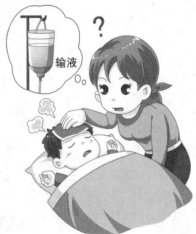

输液

协和护士 小课堂

什么是发热？

发热是小儿患病时的一种常见症状，体温升高超过正常范围即为发热。通常腋下温度高于 37.2℃，口腔内温度高于 37.7℃，肛门内温度高于 38℃，可认为是发热。根据发热温度，发热可以分为：

发热类型	温度
低热	37.3~38.0℃
中度热	38.1~39.0℃
高热	39.1~41.0℃
超高热	>41℃

目前，不推荐物理降温作为给宝宝退热的方式。

1. 退热贴作用面积小，带走的热量很少，起不到散热作用，而且冰袋和退热贴可能给孩子造成不舒服，还可能导致皮肤过敏。

2. 温水浴效果不明显，作用时间有限，而且可能会引起孩子哭闹和寒战，反而会导致体温升高。温水浴仅可作为退热药的辅助降温方式，一旦孩子感觉不适，应立即停止。

3. 禁止酒精擦浴，因为小宝宝皮下毛细血管比较丰富，体表面积相对较大，酒精擦浴跟给宝宝喝酒差不多，可能带来酒精中毒的隐患。

一、引起孩子发热的常见原因有哪些？

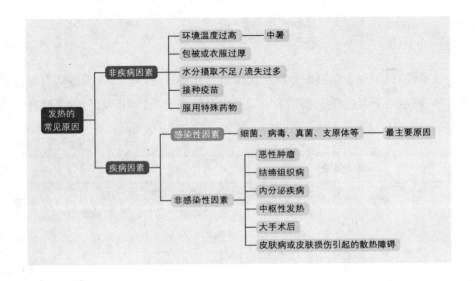

二、孩子发热，居家怎么做？

1. 环境　温、湿度适宜，室温 20~24℃为宜，湿度 50%~60% 为宜，让宝宝感到舒适；每日通风 2 次，保持室内空气新鲜。

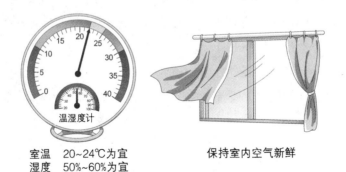

温湿度计

室温　20~24℃为宜
湿度　50%~60%为宜

保持室内空气新鲜

居家环境

2. 穿着

（1）体温上升期，尤其是畏寒、打寒战的时候，适度保暖。

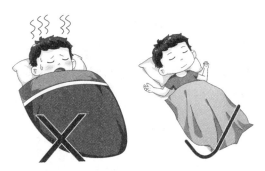

穿盖过厚会影响散热，导致体温上升过高、过快

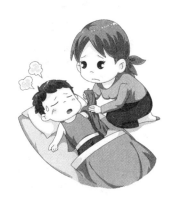

（2）体温达高峰后，开始出汗时，减少衣物以便及时散热。

（3）大量出汗后要及时更换衣服，保持皮肤清洁、干燥。

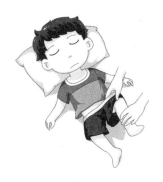

3. 饮食 喝母乳或配方奶的宝宝要增加摄入奶量；已添加辅食的宝宝以清淡、易消化、高热量、高蛋白质、高维生素的流质或半流质食物为主，少量多餐，多饮水。不爱喝白开水的宝宝，发热时可以喝西瓜汁或煮梨水、苹果水饮用。

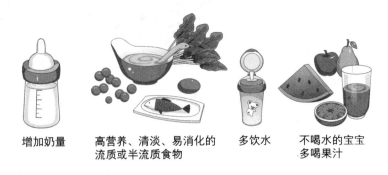

增加奶量　　　高营养、清淡、易消化的　　多饮水　　　不喝水的宝宝
　　　　　　　流质或半流质食物　　　　　　　　　　多喝果汁

4. 活动与休息 多休息，避免剧烈运动。

5. 口腔护理 发热会导致唾液分泌减少，且食物留在口中很容易滋生细菌，所以要注意口腔卫生，及时清洁牙齿、牙龈并让宝宝多喝水。

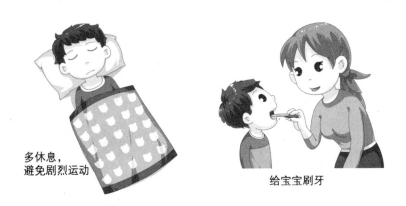

多休息，
避免剧烈运动　　　　　　　　　　给宝宝刷牙

6. 用药 体温达 38.5℃ 以上时，可以口服对乙酰氨基酚或布洛芬中的一种，不推荐交替用药，以免造成肝、肾损伤。如需使用抗生素，需在医生指导下规范用药。

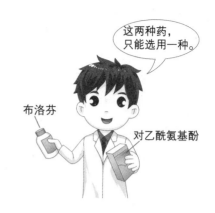

这两种药，只能选用一种。

布洛芬

对乙酰氨基酚

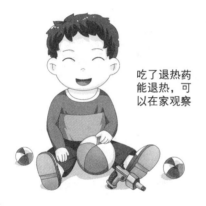

吃了退热药能退热，可以在家观察

7. 密切关注病情

（1）精神状态： 吃了退热药能退热，可以在家观察。

（2）体温变化： 每日至少测量 4 次体温，使用退热药物后 1 小时需测量体温。

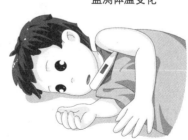

监测体温变化

7

（3）**呼吸情况：** 如伴有咳嗽、咳痰、气促，提示有支气管炎或肺炎的可能。

（4）**排泄情况：** 观察尿量和出汗多少，及时发现脱水征象。

（5）**皮肤情况：** 如出现皮疹，多提示患儿患发热出疹性疾病或者传染性疾病。

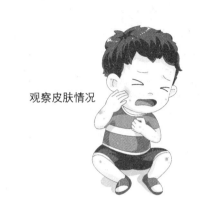

观察皮肤情况

三、什么情况下需要及时就医？

1. 精神状态差，如精神萎靡、昏睡不醒、烦躁、呼吸快、食欲差。

2. 有脱水征象，如尿量减少、口唇干、眼泪少等。

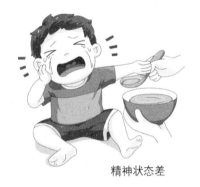

精神状态差

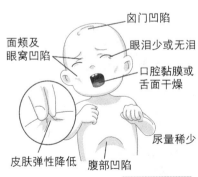

囟门凹陷

面颊及眼窝凹陷

眼泪少或无泪

口腔黏膜或舌面干燥

尿量稀少

皮肤弹性降低

腹部凹陷

脱水征象

3. 高热或超高热、发热持续 3 天以上、既往有高热惊厥史、<3 个月的婴儿体温超过 38℃。

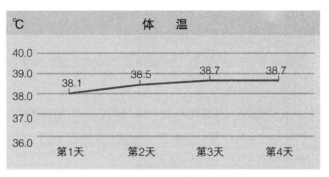

发热持续 3 天以上

4. 有基础疾病，如心脏病、免疫或血液系统疾病的孩子。

5. 伴随其他严重的症状，如抽搐、脸色苍白、嘴唇发黑、颈部僵硬、皮疹、喘息、呼吸急促、嗓子哑、头痛、耳朵疼、腹泻、呕吐等。

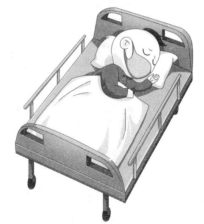

有基础疾病，如心脏病、免疫或血液系统疾病的孩子

四、如何预防孩子发热？

想要预防发热，就要从源头上去除容易引起发热的病因，需做到：

1. 环境温度适宜，穿、盖合适。

2. 保证充足的水分摄入，防止脱水热。

3. 避免前往人员密集的场所，特别是在传染病高发的秋冬季，注意防止交叉感染。

4. 家中有人得感冒、流感或其他传染病时，注意与孩子隔离；如没条件隔离，孩子家人也要戴口罩、接触孩子或孩子的用品前注意洗手。

5. 坚持母乳喂养可减少传染病的风险。

6. 及时进行预防接种。

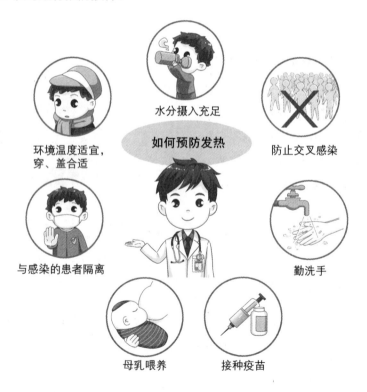

水分摄入充足

环境温度适宜，穿、盖合适

如何预防发热

防止交叉感染

与感染的患者隔离

勤洗手

母乳喂养

接种疫苗

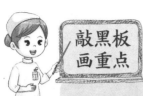

1. 发热超过 38.5℃，如宝宝不适症状明显，可以使用口服退热药。

2. 禁用酒精擦浴、退热贴；采取温水浴和冰袋降温时，如引起宝宝不适应立即停止。

3. 发热应该注意散热，切忌"捂汗"。

（李琳琳）

第二节
呕吐
——不一定都是坏事

1岁半的宝宝吃完饭没一会儿突然吐了，把刚吃进去的饭菜一股脑都吐了出来。妈妈马上给喂了点奶，没想到也立即就都给吐了出来。接下来的2个小时，宝宝吃什么吐什么，人也打蔫了，这下可把妈妈急坏了。宝宝送到医院后，医生说是病毒性胃肠炎引起的呕吐。好好的怎么就得了胃肠炎呢？呕吐应该怎么处理呢？

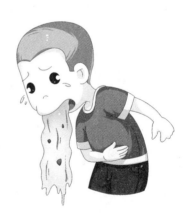

什么是呕吐？

呕吐是指胃内容物被强力地经口排出体外，伴随腹壁及胸壁肌肉收缩。其实呕吐也是人体的一种保护性机制，可将吃进去的有害物排出体外。

呕吐按轻重程度分级

分级	特点	处理
轻度呕吐	每天1~2次	多数可自行缓解,应补充液体,预防脱水
中度呕吐	每天3~7次	易出现脱水,应该及时就医
重度呕吐	每天 >8 次	

一、引起孩子呕吐的常见原因有哪些？

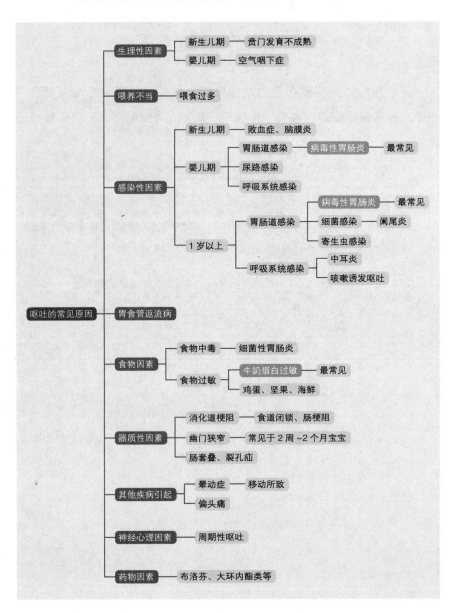

二、孩子呕吐，居家怎么做？

宝宝呕吐，家长应做好以下几点：

1. **维持呼吸道通畅**　先让宝宝身体前倾或侧卧，拍打背部，让呕吐物易于流出，不至于吸入气道造成窒息或吸入性肺炎。当严重呕吐时，呕吐物可能从鼻腔喷出，此时需立即清除鼻腔里的食物。

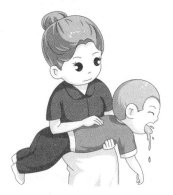

呕吐时身体前倾，拍打背部

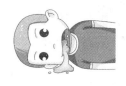

呕吐时可让宝宝侧卧

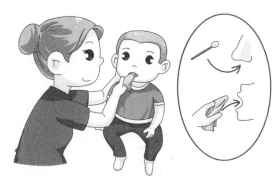

清除口鼻残留食物

2. 保持口腔清洁　以免滋生细菌　每次孩子吐完后，鼓励他们漱口，不会漱口的小宝宝可以喂几口温开水。

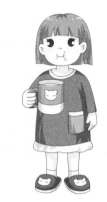

保持口腔清洁，以免滋生细菌

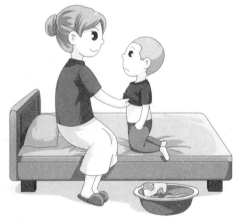

3. 及时为宝宝清理干净呕吐物　弄脏的衣服、床单、被子及时更换，增加宝宝的舒适感。

4. 呕吐后短暂禁食　不要急于让宝宝吃东西，当症状改善、宝宝感到舒服些时，再适量吃些清淡、易消化的食物，可少量多餐，避免吃过凉、辛辣等刺激性食物。

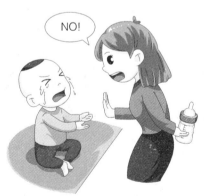

NO!

呕吐后要短暂禁食

5. 宝宝在呕吐后要注意多休息，不要进行剧烈活动。

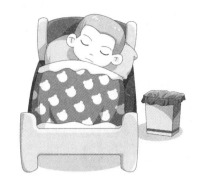

6. 母乳喂养儿可继续母乳喂养。如呕吐量比较多，宝宝又不能吃下或喝下去东西时，最好给予口服补液盐补充液体。急性呕吐期每 1~2 分钟喂 5ml（1 茶匙）口服补液盐液体，每小时最多给予 150~300ml。

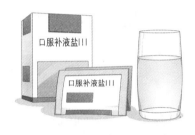

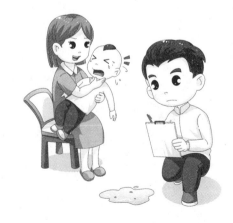

7. 观察并记录宝宝呕吐的时间、频率以及呕吐物的性状和量（家长可拍照记录）。

三、什么情况下需要及时就医？

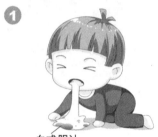

血或胆汁
呕吐物带血或有胆汁

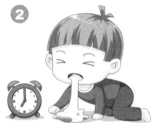

反复呕吐、持续24小时以上
或8小时内反复呕吐清澈液体

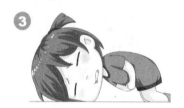

没有呕吐时严重腹痛

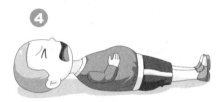

腹胀明显

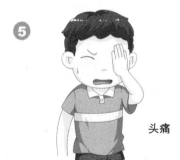

头痛

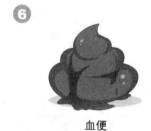

血便

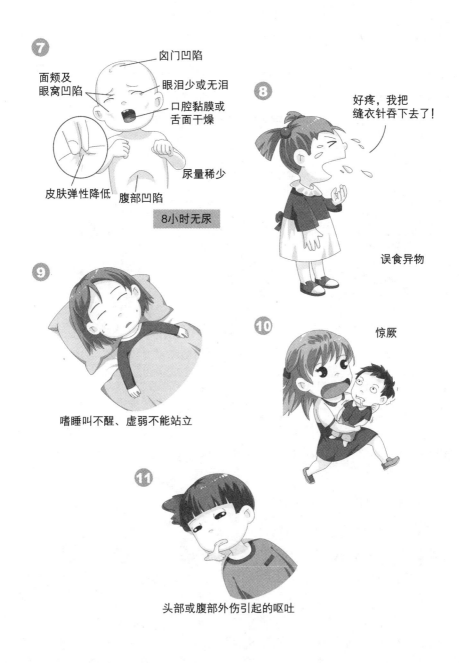

⑦

囟门凹陷

面颊及
眼窝凹陷

眼泪少或无泪

口腔黏膜或
舌面干燥

皮肤弹性降低　腹部凹陷

尿量稀少

8小时无尿

⑧

好疼，我把
缝衣针吞下去了！

误食异物

⑨

嗜睡叫不醒、虚弱不能站立

⑩

惊厥

⑪

头部或腹部外伤引起的呕吐

四、如何预防孩子呕吐？

1. 吃母乳的宝宝，要注意含乳头姿势正确，如用奶瓶喂养，需注意让奶液充满奶嘴前端，避免宝宝吃进过多空气。喂奶后要拍嗝，尽量排出吃到肚子里的空气，爱吐奶的宝宝可以吃一半奶量就抱起来拍嗝。

帮宝宝拍嗝的3种正确姿势

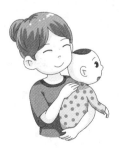 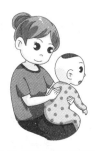 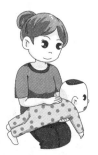

抱起婴儿，使婴儿的头部位于妈妈肩膀上，然后轻轻地拍打婴儿后背。

宝宝侧身坐在妈妈腿上，妈妈一手从宝宝腋下穿过托住宝宝，宝宝身体前倾，趴在妈妈手臂上，另一手拍背。

把婴儿放在妈妈的大腿上，然后轻轻拍打婴儿的后背。

2. 宝宝的饮食要有规律，定时定量，不要时多时少，宝宝喜欢的食物会吃得过多，千万注意不要让宝宝暴饮暴食。

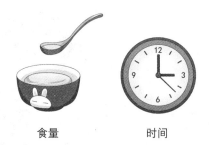

食量　　　　　时间

规律饮食

3. 饭后不要让宝宝立即平躺，也不要马上玩闹。

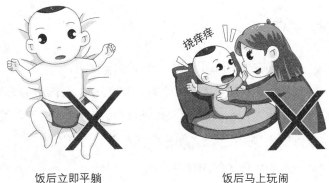

饭后立即平躺　　　　　　　　　饭后马上玩闹

4. 宝宝需要有良好的生活习惯，注意饮食卫生、勤洗手，可以减少发生消化道传染病的风险。

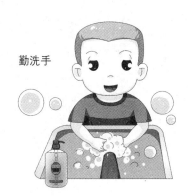

勤洗手

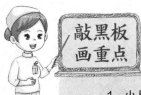

1. 小月龄的宝宝呕吐时一定要注意预防窒息和吸入性肺炎。如果发现宝宝不能呼吸、不能发出声音、不能咳嗽，面色灰暗或青紫，甚至心跳、呼吸停止，大孩子可能会有窒息征象：V形手法，用一只手或两只手抓住脖子，这时宝宝可能出现了气道完全梗阻，家长应立即实施海姆立克急救。

2. 宝宝呕吐量多时要警惕和注意预防脱水。

（李琳琳）

第三节
腹痛

——孩子为什么总说肚子疼？

**故事
情境**

　　宝宝3岁了，近来总不时喊肚子疼，有时疼一会儿就好，有时时间会长一些，有时疼得汗都流下来了，但过后似乎又没事了。如果问他肚子哪里疼？他也描述不清楚。这段时间，宝宝饭吃得也不如以前多，妈妈看在眼里，急在心头。别的宝妈说可以给宝宝吃点益生菌，不知道会不会管用，而且益生菌品种很多，不知道该给宝宝吃哪种。这么大的宝宝肚子疼，会是什么原因呢？

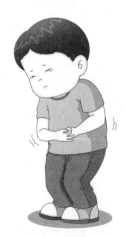

什么是腹痛？

腹痛，顾名思义，就是肚子疼，是许多腹部及腹部以外疾病的一种表现。小儿多不能准确表达疼痛的感觉、部位和性质，常仅能以哭闹、烦躁表示。

小婴儿肠绞痛的安抚方式：

1. 让宝宝侧着或趴在家长手臂上，给宝宝腹部施加一定的压力。

2. 用襁褓包裹，给宝宝以安全感。

3. 抚触或顺时针轻按腹部，缓解肠胀气。

4. 在宝宝趴着时跟他多玩一会儿，以增加俯卧时间。

5. 轻声"嘘嘘"，分散宝宝注意力。

6. 让宝宝吸吮，安抚宝宝情绪。

7. 用玩具吸引宝宝注意力。

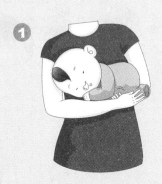
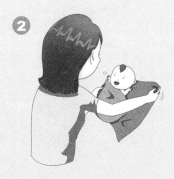

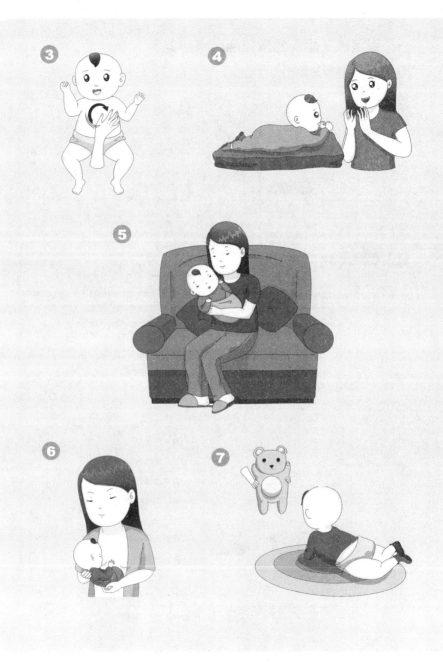

一、引起孩子腹痛的常见原因有哪些？

腹痛可分为急性腹痛和慢性腹痛。

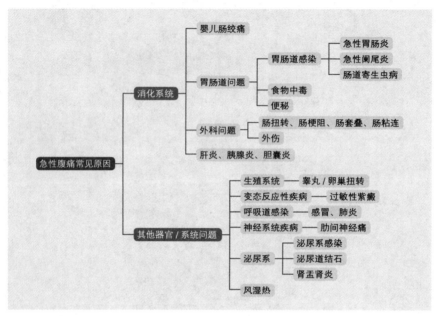

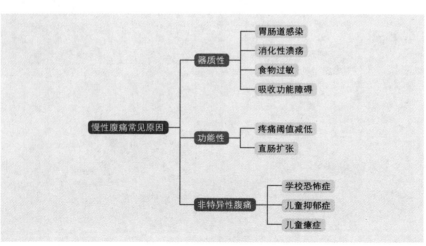

二、孩子腹痛，居家怎么做？

1. 观察与评估　如果孩子虽然表达了腹痛，但表情比较放松，还能说笑，整个肚子摸起来软软的，按下去没阻力、不叫疼，没有合并发热、呕吐、大便异常时，可以居家观察、护理。

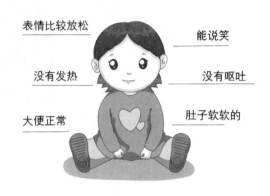

2. 休息　腹痛时可以让孩子躺下休息，直到他感觉好多了。

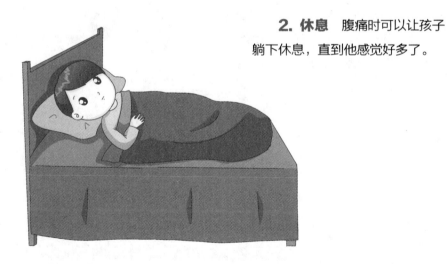

3. 补充液体 尝试给孩子喝一点温水，可以让宝宝舒服一些。

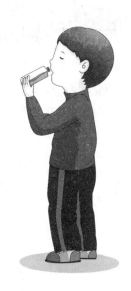

4. 排便 如果孩子已经会使用便盆，可让其坐在小马桶或坐便器上试着解大便，这可能对便秘及腹泻引起的腹痛有帮助。家里可以常备开塞露，便秘的孩子肚子疼时往往用支开塞露就好了。便后注意观察宝宝大便的颜色、量和性状有无异常。

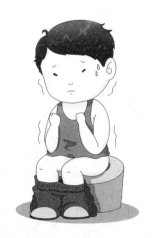

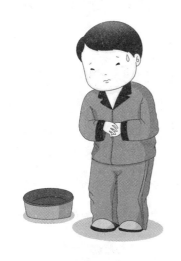

5. 准备呕吐器皿　当宝宝恶心时经常会说肚子痛，恶心是呕吐的开始。因此可以在宝宝小床边备个小盆，方便取用。

6. 不擅自用药　有的药物（如布洛芬）可能会刺激胃，使疼痛加重；止痛药还可能掩盖病情。

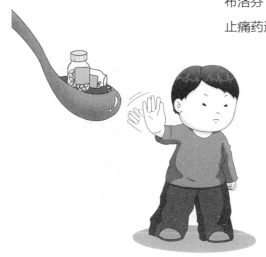

三、什么情况下需要及时就医？

如腹痛同时出现以下情况，请立即就医：

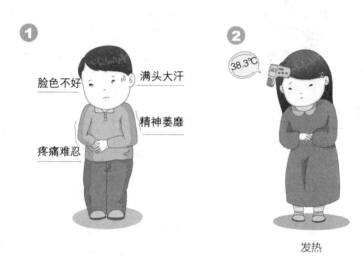

脸色不好　满头大汗　精神萎靡　疼痛难忍

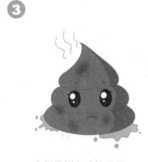

发热

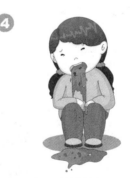

大便带鲜血或拉黑便

持续呕吐

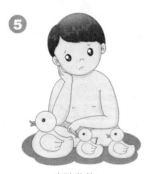

皮肤发黄

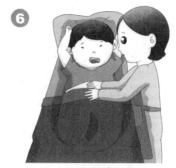

腹部压痛严重

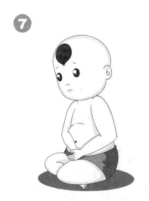

腹胀明显

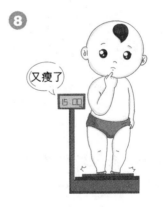

频繁呕吐的宝宝出现体重
增长缓慢或下降

四、如何预防孩子腹痛？

1. 养成良好的饮食习惯　细嚼慢咽，不过饥、过饱，餐后避免剧烈运动。

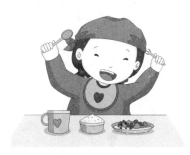

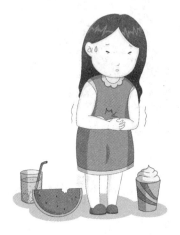

2. 少吃生冷刺激性食物，注意食品卫生。

3. 家长和孩子都要注意个人卫生并勤洗手，注意奶具的卫生。

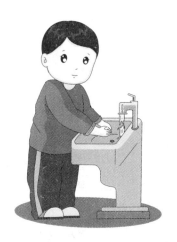

4. 小月龄的宝宝要做好腹部保暖。

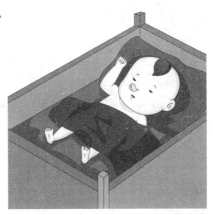

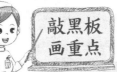

1. 小婴儿肠绞痛的处理可以安抚为主，或在医生指导下有针对性地选择益生菌进行治疗。

2. 小儿持续性腹痛要警惕肠套叠和肠梗阻等外科问题。

3. 腹痛原因较多，孩子常表达不清，如家长发现任何就医指征应及时就医。

（李琳琳）

第四节
腹泻
——是不是"着凉"惹的祸？

刚一入冬，6 个月的宝宝就拉肚子了，大便像蛋花汤一样，一天有十几次，小屁屁都红了。宝宝无精打采的，一测体温 38.2℃，尿也比平时少了很多，看了真让人心疼。宝宝还在吃母乳，可是一吃就拉。爸爸赶紧带宝宝去急诊化验了大便，医生说是轮状病毒感染引起的秋冬季腹泻。我们明明接种了五价轮状病毒疫苗，怎么还是会感染轮状病毒呢？

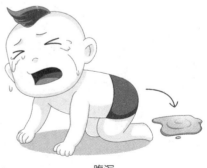

腹泻

世界卫生组织将腹泻定义为每天排泄 3 次或以上的稀便或水样便，对于小儿来说排便次数可能会达到其常规排便次数的 2 倍，我们才认为其发生了腹泻。

不同年龄儿童的正常排便频率各不相同：

1. 出生后第 1 周内的婴儿多每天排便在四次以上，母乳喂养儿一日排便 10 次，大便为金黄色糊状，也属正常，不算腹泻。

2. 出生后 3 个月内，有的婴儿每天排便超过 2 次，有的则一周仅排便 1 次。

3. 2 岁前，大多数儿童一日至少排便 1 次，为成形软便。

4. 每个儿童的排便频率都有差异，有些儿童在每餐后都要排便，有些可能隔日排便 1 次。

一、引起孩子腹泻的常见原因有哪些？

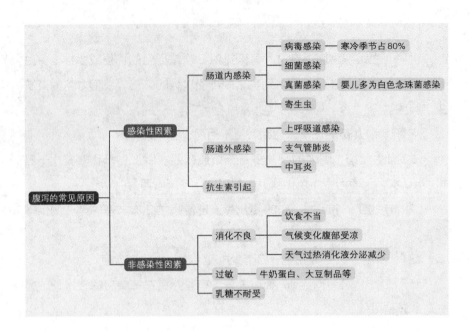

二、孩子腹泻，居家怎么做？

1. 病情观察和脱水情况的评估　观察宝宝精神状态、食欲、大小便次数和颜色、大便性质，如宝宝精神状态好，尿量正常或稍微有点少，体重增长正常，说明宝宝只有轻度或轻度以下的脱水，这种情况可在家护理。不同程度的脱水表现见下表。

不同程度脱水的表现

脱水表现	轻度	中度	重度
丢失体液占体重百分比	3%~5%	5%~10%	>10%
精神状态	稍差	烦躁、易激惹	萎靡、昏迷
皮肤弹性	尚可	差	极差，捏起皮肤恢复时间≥2s
口唇	稍干、口渴	干燥	明显干燥
前囟、眼窝	稍凹陷	凹陷	明显凹陷
肢端温度	正常	稍凉	四肢厥冷
尿量	稍少	明显减少	无尿
脉搏	正常	增快	明显增快
血压	正常	正常或稍降	降低或休克

2. 及时补充液体 母乳喂养的宝宝可增加喂奶频率，并可使用口服补液盐，以防失水过多、入量不足引起脱水。

从宝宝腹泻开始，就给予口服足够的液体以防脱水，可给予补液盐或其他电解质溶液。
每次稀便后补充一定量的液体直至腹泻停止。

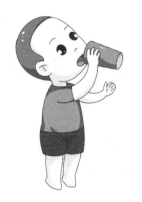

50ml

<6个月者：50ml
(可每隔数分钟喂几茶匙)

100ml

6个月~2岁者：100ml

150ml

2~10岁者：150ml

随意

10岁以上的患儿随意

口服补液盐的用法

3. 补锌治疗　小于 6 个月的宝宝每天补充锌元素 10mg，大于 6 个月的宝宝每天补充锌元素 20mg，共 10~14 天。

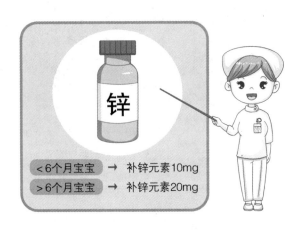

4. 尽早恢复饮食　婴幼儿可继续母乳喂养，较大的孩子要尽可能保证热量供应。

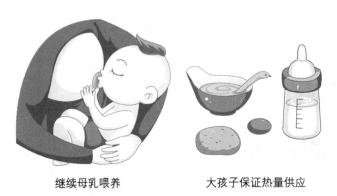

继续母乳喂养　　　　　　　大孩子保证热量供应

5. 小宝宝腹泻时，家长一定要注意保护宝宝臀部皮肤，及时更换纸尿裤，保持臀部皮肤清洁干燥，清洗后局部可用柔软的毛巾蘸干而不要用力擦拭，并及时涂氧化锌护臀霜，防止出现臀红或皮肤破溃。

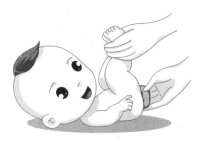

臀部护理

6. 在医生指导下合理使用止泻剂、抗生素或益生菌，因过早应用止泻剂可能会掩盖病情，病毒感染不需要用抗生素。益生菌种类繁多，使用前最好咨询医生。

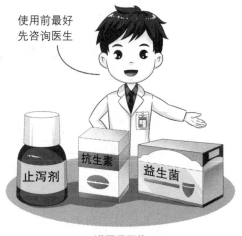

遵医嘱用药

三、什么情况下需要及时就医？

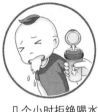

几个小时拒绝喝水
或吃东西，尤其是
连喝水都吐

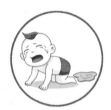

大便次数多
或腹泻量大

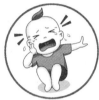

剧烈腹痛，比如
宝宝表情痛苦，
持续哭闹尖叫，缩着
腿、不让碰

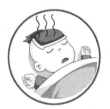

高热（3个月以内的宝宝＞38℃，
3个月以上的宝宝＞39℃）

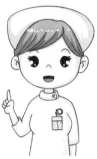

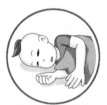

呕吐、精神萎靡、
反应差，老想睡觉

大便带血，有黏液

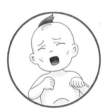

中、重度脱水

四、如何预防孩子腹泻?

1. 提倡母乳喂养　母乳中有大量免疫活性物质,可以减少宝宝发生感染性疾病的风险,且母乳的安全性要远高于配方奶。如为配方奶喂养,要注意对奶具进行正确的清洁和消毒。

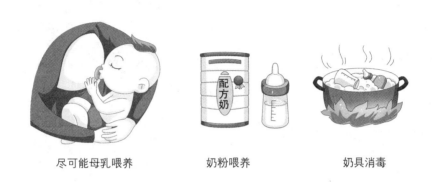

尽可能母乳喂养　　　　　奶粉喂养　　　　　　奶具消毒

2. 注意个人卫生和饮食卫生　宝宝要注意与胃肠道传染病患者隔离,帮宝宝养成饭前便后洗手的好习惯,不给宝宝吃不卫生的食物,照护者也要注意在如厕或给孩子换尿布前后用肥皂或洗手液洗手。

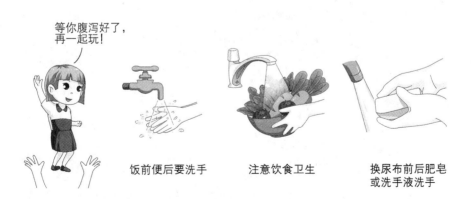

等你腹泻好了,再一起玩!

饭前便后要洗手　　　注意饮食卫生　　　换尿布前后肥皂或洗手液洗手

3. 接种轮状病毒疫苗可预防某些严重或致死性感染，但因常用的轮状疫苗为五价疫苗，不能完全避免各型轮状病毒感染。

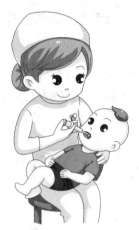

口服轮状病毒疫苗

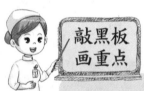

敲黑板
画重点

1. 小儿腹泻时最重要的是及时补充液体，防止脱水。

2. 益生菌、止泻药或抗生素均应在医生指导下使用，不要一腹泻就怀疑是乳糖不耐受。

3. 及时为宝宝接种疫苗，减少相关腹泻发生概率。

（李琳琳）

第五节
便秘
——吃香蕉管用吗？

　　宝宝现在快1岁了，每天除了3次辅食，还会喝3次奶粉。宝宝平时喝水很少，最近半个多月大便很干，今天早上干脆拉不出来了。宝宝很痛苦，急得直哭，奶奶给宝宝吃了香蕉也没用。妈妈不知道用什么办法帮帮孩子，着急地带孩子来看急诊。医生说宝宝这是便秘，可以使用开塞露促进排便。可是是什么原因导致宝宝拉不出便便，怎么样才能让宝宝不那么痛苦呢？

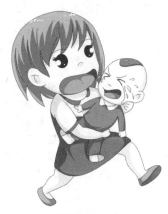

宝宝便秘怎么办

什么是便秘？

便秘是指儿童排便次数减少（每周不超过 2 次）、排便疼痛或大便粗硬，排便时需要特别用力。

布里斯托大便分类法

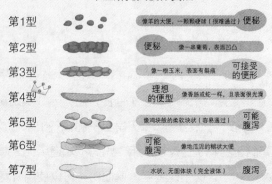

第1型	像羊的大便，一颗颗硬球（很难通过）	便秘
第2型	便秘 像一串葡萄，表面凹凸
第3型	像一根玉米，表面有裂痕	可接受的便形
第4型	理想的便型 像香肠或蛇一样，且表面很光滑
第5型	像鸡块般的柔软块状（容易通过）	可能腹泻
第6型	可能腹泻 像地瓜泥的糊状大便
第7型	水状，无固体块（完全液体）	腹泻

一般采用国际通用的罗马标准Ⅳ来判断宝宝到底是不是便秘。

罗马标准Ⅳ

婴幼儿(<4 岁)，以下标准至少符合 2 项并持续 1 个月以上	4~18 岁儿童，以下标准至少符合 2 项并持续 1 个月以上
• 每周排便≤2 次 • 有大便潴留史 • 有腹痛或排便困难史 • 便条粗大 • 直肠内有巨大粪块 进行排便训练的儿童，应用下面增加的标准 • 在学会使用马桶后出现大便失禁，每周至少一次 • 大便曾堵塞过坐便器	• 每周排便≤2 次 • 每周至少 1 次大便失禁 • 有主动憋大便的表现或姿势 • 有腹痛或排便困难史 • 直肠内有巨大粪块 • 有可能堵塞坐便器的粗便排出史 以上这些症状不能完全用其他疾病状态解释

一、引起孩子便秘的常见原因有哪些？

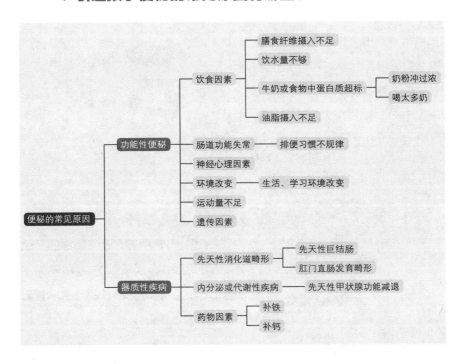

二、孩子便秘，居家怎么做？

1. 药物治疗　目的是帮助宝宝维持规律性的排便习惯。

（1）开塞露：宝宝出现便秘，应先除去嵌塞的粪块，间歇性短期使用开塞露有助于减轻宝宝痛苦，避免宝宝一大便就恐惧而忍着不敢排便。应用开塞露去除嵌塞的粪块，可拔出开塞露颈部后，往肛门挤入药液，用手夹住肛门5分钟。

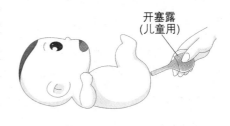

开塞露
(儿童用)

（2）应用轻泻剂维持治疗：乳果糖或聚乙二醇是1岁以上有忍便不排行为、排便时疼痛或肛裂的宝宝的首选。维持治疗可能需要数周乃至数月，当宝宝排便正常后才考虑停药，避免自行停药而导致便秘反复，具体用药时间、用药剂量和减量方法需要遵医嘱。

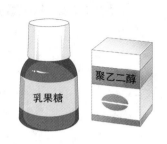

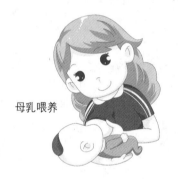

母乳喂养

2. 膳食改变

（1）母乳喂养：母乳喂养的宝宝便秘发生率远低于配方奶喂养的宝宝。因此，能母乳喂养的宝宝尽量母乳喂养。

（2）饮食习惯：添加了各种辅食后，应保证宝宝摄入各种富含纤维素的水果、蔬菜、谷物。平时饮食避免吃得太精细，也不要吃香蕉改善便秘，因为未熟透的香蕉含有较多的鞣酸，反而抑制肠蠕动，导致便秘，熟透的香蕉所含纤维素也并不多，因此便秘吃香蕉并没有什么效果。

饮食习惯

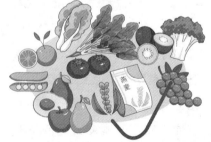

摄入足量的高纤维食物

少吃精细食物

（3）保证足量饮水： 足量的饮水可使儿童的粪便湿润且呈条状。不同年龄的儿童便秘应额外补充饮水量，具体见表 1-5-1。

表 1-5-1　便秘儿童应额外补充饮水量

年龄	便秘儿童补充饮水量 /(ml·d^{-1})
<1 岁	50~100
1~4 岁	100~150
4~7 岁	150~200
7~13 岁	200~300
>13 岁	300~500

3. 行为改变　在借助药物、保持良好的饮食习惯的同时，也要注意培养孩子的排便习惯。

（1）时间安排： 孩子刚吃完饭时，结肠蠕动会增强，有利于排便，所以可在餐后 30~60 分钟鼓励孩子坐 5~10 分钟的小马桶，训练孩子养成每天自主排便的习惯。

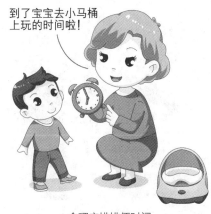

到了宝宝去小马桶上玩的时间啦！

合理安排排便时间

（2）便器选择： 应为孩子提供舒适、适宜的坐便器，这样更有利于排便，如骑坐马桶、座椅马桶等。

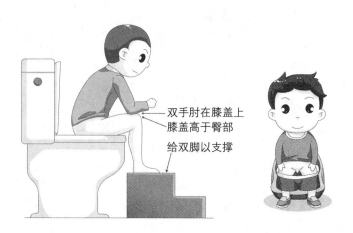

双手肘在膝盖上
膝盖高于臀部
给双脚以支撑

（3）训练时机： 小儿能理解排便训练的意义并能配合时可开始训练，一般为 18~24 个月左右。如厕训练时孩子也容易出现便秘，不要施加压力或进行谴责，应鼓励宝宝，循序渐进。

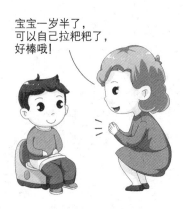

宝宝一岁半了，可以自己拉粑粑了，好棒哦！

三、什么情况下需要及时就医？

如果出现以下情况，则需要尽快去医院请医生帮忙诊断和治疗：

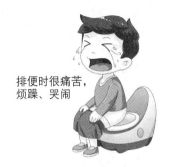

排便时很痛苦，
烦躁、哭闹

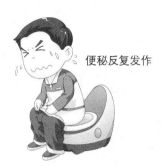

便秘反复发作

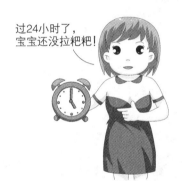

过24小时了，
宝宝还没拉粑粑！

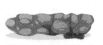

粪便中、纸尿裤或
小内裤上带血

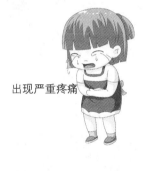

出现严重疼痛

体重不增或增加缓慢

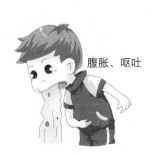

腹胀、呕吐

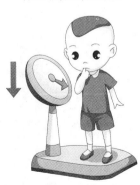

四、如何预防孩子便秘?

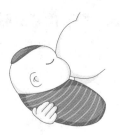

纯母乳喂养

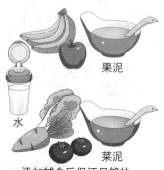

水

果泥

菜泥

添加辅食后保证足够的
膳食纤维和液体摄入

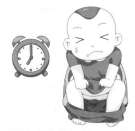

选择合适的时机进行如厕训练

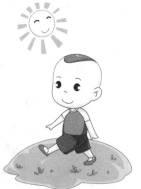

鼓励大一点的孩子多运动

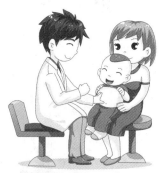

刚开始出现便秘时早期干预,
积极治疗原发病

预防便秘的措施

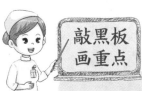

1. 对于孩子便秘，家长应避免过度焦虑，以免把不良情绪传递给孩子，适得其反。

2. 应坚持饮食干预、运动干预，培养孩子养成良好的排便习惯。

3. 应用药物应严格遵从医嘱，不要擅自停药、减药，以免反复便秘。

4. 对进行如厕训练的孩子，切勿操之过急。

（田春辉）

第六节
惊厥
——正确应对莫惊慌

**故事
情境**

　　小宝 19 个月，晨起出现流鼻涕、体温 37.8℃，6 小时后，体温升高到 38.5℃，正在妈妈要给小宝喂退热药时，小宝突然双眼凝视，四肢强直、抽动，家人呼叫没有反应，这下全家人都慌了，奶奶冲上去要给小宝掐人中，爷爷说别让他咬舌头，硬要把自己的手指伸到宝宝嘴里，爸爸迅速打了急救电话，妈妈曾了解过一些相关知识，说宝宝可能是高热惊厥，大家都别动他。爷爷、奶奶都很着急，总不能就这么看着孩子"抽"呀!

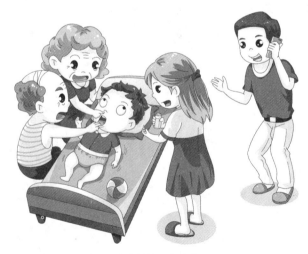

宝宝抽搐了怎么办?

协和护士 小课堂

什么是惊厥？

　　惊厥是一种小儿常见急症，俗称"抽风"，以意识丧失、阵发性四肢和面部肌肉抽动为主要表现，可伴双眼球上翻、凝视或斜视，有时还会出现口吐白沫、呼吸暂停、面色青紫。发作时间多在 3~5 分钟之内，有时反复发作，甚至呈持续状态。婴幼儿较多见，年龄愈小，发生率愈高。反复频繁发作的惊厥或惊厥持续状态可危及患儿生命或使患儿留下严重后遗症，影响其智力发育和健康。

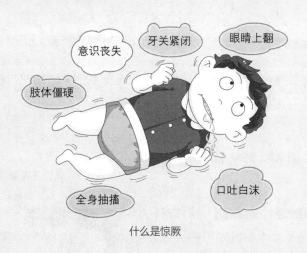

意识丧失　牙关紧闭　眼睛上翻

肢体僵硬

全身抽搐　口吐白沫

什么是惊厥

一、引起孩子惊厥的常见原因有哪些？

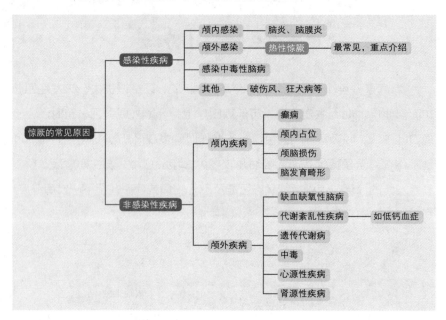

热性惊厥是小儿惊厥最常见的类型。上面病例中的情况就是发生了热性惊厥。

二、孩子热性惊厥紧急居家处理

1. 保持呼吸道通畅 惊厥发作时将孩子平卧（呕吐时可侧卧），头转向一侧，解开衣领。切记此时不可给孩子喂药、喂水等。惊厥停止后可取侧卧位，及时清除口腔内的分泌物，避免堵塞、误吸入到气道。

保持呼吸道通畅

松开衣服领口，然后把小脑袋转到一侧去，方便口里的分泌物流出来

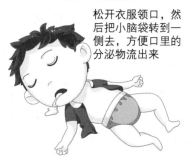

2. 保证安全 让宝宝躺在地板或床上，移开周边坚硬物品，注意避免坠床。不要移动宝宝或强行按压及约束痉挛肢体，不可将任何物品或手指塞入宝宝口中，不可强力撬开紧闭的牙关，更不需要掐人中，这样不仅没有作用还很可能给宝宝带来皮肤损伤。

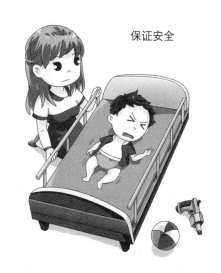

保证安全

3. 记录 孩子惊厥发作时家长要保持冷静，记录发作的时间及表现，最好能用手机录像，为医生诊断提供依据。

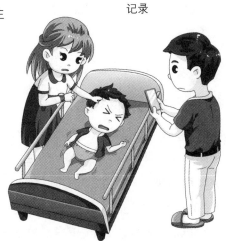

记录

4. 降温　热性惊厥未抽搐时体温高，可给予口服退热药，见本章第一节。

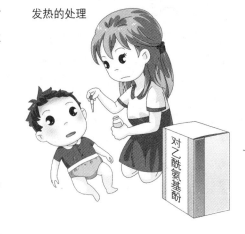

发热的处理

对乙酰氨基酚

三、什么情况下需要及时就医？

1. 如果发作时间超过 5 分钟应拨打急救电话或立即前往医院就医。

2. 即使在 5 分钟内惊厥自行停止，等孩子稳定后也应该及时就医，由医生来确定惊厥发生的原因，排除其他疾病可能。

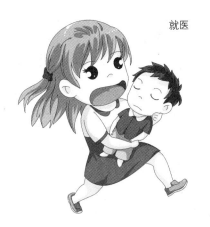

就医

四、如何预防热性惊厥？

目前没有特别有效的方法可以预防热性惊厥。不过绝大多数热性惊厥预后良好，短时间的热性惊厥除非有跌伤等二次伤害，既不会对脑子造成明显影响，也不会把孩子"抽傻了"。

退热剂 在最初出现发热迹象时给予退热剂，并不能预防热性惊厥的复发，但是使用退热剂可减轻孩子不适，并有助于总体治疗。

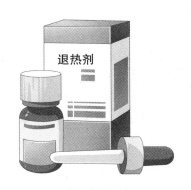

减轻孩子不适

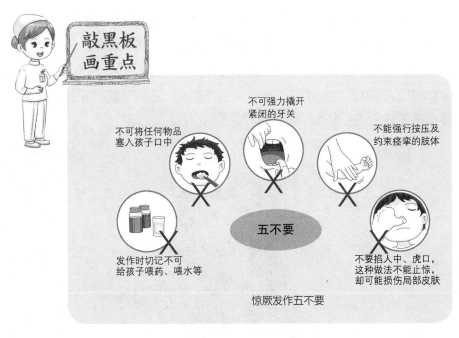

敲黑板画重点

不可将任何物品塞入孩子口中

不可强力撬开紧闭的牙关

不能强行按压及约束痉挛的肢体

发作时切记不可给孩子喂药、喂水等

五不要

不要掐人中、虎口，这种做法不能止惊，却可能损伤局部皮肤

惊厥发作五不要

（田春辉）

第七节
咳嗽
——夜来风雨声，咳嗽知多少？

叮叮 3 岁半，昨日"受凉"后，开始流涕，偶尔咳嗽，今天早晨开始发热，最高体温 38.7℃ ，咳嗽晚上睡觉时加重，叮叮由父母带至急诊就诊。医生告知叮叮父母，叮叮发热和咳嗽的原因是上呼吸道病毒感染，并为叮叮开了退热药，嘱咐家长多给叮叮喂水，让其多休息。叮叮妈妈说：孩子咳得这么厉害，不用开点止咳药吗？

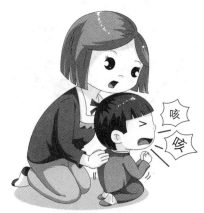

宝宝咳嗽了怎么办？

协和护士小课堂

什么是咳嗽？

　　咳嗽是一种呼吸道的常见症状，当咽喉或气道受到刺激，刺激信号传递给脑干咳嗽中枢，大脑向身体发出信号，引发咳嗽。咳嗽具有清除呼吸道异物和分泌物的保护性作用，所以咳嗽并不是坏事，反而可以增强我们肺部黏液纤毛的清除功能，但咳嗽也可能是生病的一个信号，我们也不能忽视它。根据持续时间，咳嗽可分为急性咳嗽和慢性咳嗽，多数儿童急性呼吸道感染咳嗽会在 4 周内消退，持续 1 个月以上的咳嗽称为慢性咳嗽。

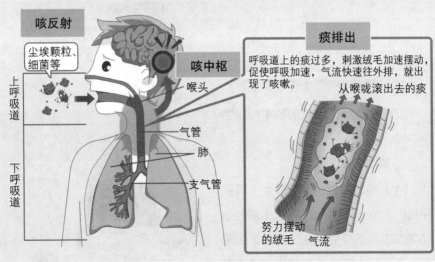

咳反射

尘埃颗粒、细菌等

上呼吸道

下呼吸道

咳中枢

喉头

气管

肺

支气管

痰排出

呼吸道上的痰过多，刺激绒毛加速摆动，促使呼吸加速，气流快速往外排，就出现了咳嗽。

从喉咙滚出去的痰

努力摆动的绒毛　　气流

为什么咳嗽？

一、引起孩子咳嗽的常见原因有哪些？

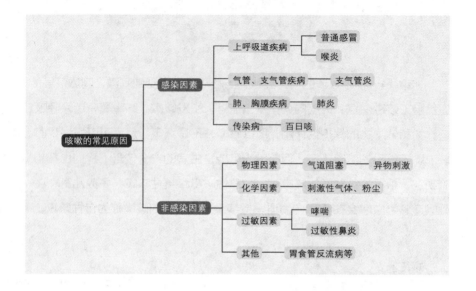

二、孩子咳嗽，居家怎么做？

没有合并其他症状的咳嗽可以居家护理。

1. 药物治疗

（1）病因治疗： 病毒感染不需要使用抗生素，不合理使用抗生素会增加呼吸道疾病反复发生的概率。细菌性感染以及支原体感染都应严格遵医嘱用药。

（2）对症治疗： 不建议自行给6岁以内的孩子吃非处方镇咳药。

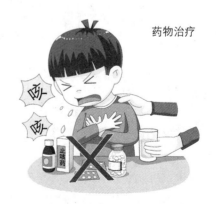

药物治疗

2. 雾化吸入　雾化药物的使用需咨询医生相关药物剂量和使用时间等问题，尽量选取单一药物缓解咳嗽症状。

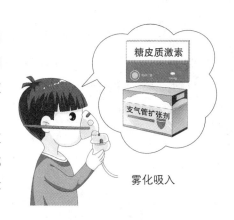

雾化吸入

3. 居家护理　既然不建议应用药物治疗普通感冒引起的咳嗽，那我们在家能做些什么缓解孩子的不适呢？

（1）美国儿科学会建议：①3 个月 ~1 岁，咳嗽时喂 5~15ml 温水或苹果汁每天 4 次。②1 岁以上，必要时可以喝 2~5ml 蜂蜜（1 岁以内孩子不能喝，以免肉毒素中毒）。③6 岁以上，可以用非处方镇咳药，没有的话可以口服硬糖止咳。

（2）促进舒适。

孩子咳嗽时的7个"处方"

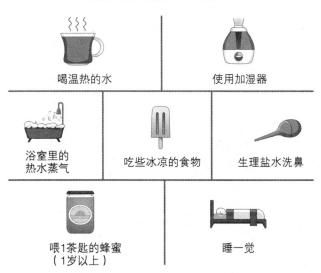

喝温热的水　　　　　使用加湿器

浴室里的热水蒸气　　吃些冰凉的食物　　生理盐水洗鼻

喂1茶匙的蜂蜜（1岁以上）　　　睡一觉

（3）促进排痰： 鼓励孩子咳嗽排痰，如婴幼儿不能自主咳痰，痰多时我们可以用空掌拍背，以帮助孩子排痰，最好让孩子的头部稍低于臀部，这样更利于痰液的排出。

促进排痰

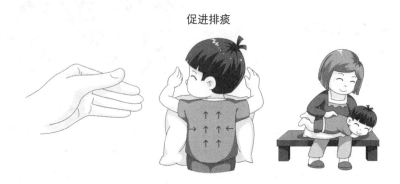

三、什么情况下需要及时就医？

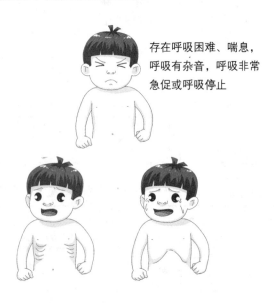

存在呼吸困难、喘息，呼吸有杂音，呼吸非常急促或呼吸停止

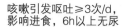

口唇或脸色青紫，
精神萎靡不振

咳嗽引发呕吐≥3次/d，
影响进食，6h以上无尿

胸痛、咳嗽或持续超过
3周且没有任何改善

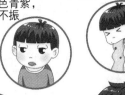

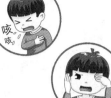

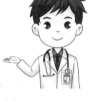

异物吸入，即便
呛噎发生在数日
或数周以前

就医指征

伴有耳朵痛、耳朵流脓、
鼻窦疼痛、头疼，伴随
其他过敏症状。例如流
鼻涕、眼睛痒等

四、如何预防孩子咳嗽？

1. 勤洗手，避免直接用手触碰口、鼻，避免交叉感染。

减少交叉感染

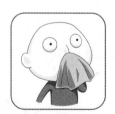

咳嗽时用纸巾捂住口鼻

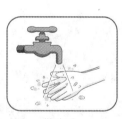

勤洗手

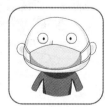

戴口罩

2. 加强儿童户外运动的时间和量，每天保证 2 小时以上的户外运动，呼吸新鲜空气和提高儿童身体免疫力，可有效降低上呼吸道感染的反复发生。

加强儿童户外
运动的时间和量

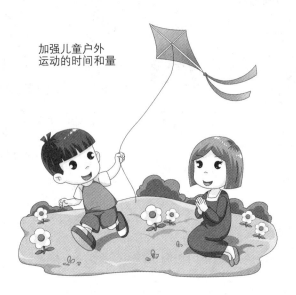

3. 保证蔬菜的足量摄入，饮食平衡丰富。

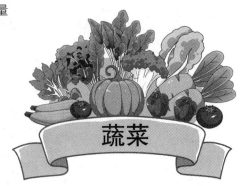

蔬菜

4. 减少被动吸烟。

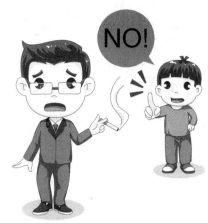

避免抗生素的不合理应用

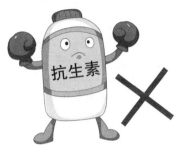

5. 避免抗生素的不合理应用。

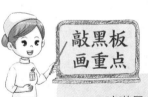

敲黑板画重点

　　咳嗽是人体的一种保护反射，治疗咳嗽应治疗原发病，如果咳嗽严重影响睡眠、上课等，可在医生指导下应用药物缓解症状，可以根据孩子的情况选择适宜的居家护理方式缓解孩子的咳嗽症状，最重要的是要掌握带孩子就诊的时机，以免延误病情。

（田春辉）

第八节
皮疹
——皮疹千百变，护肤是关键

　　妈妈抱着1岁左右的宝宝急匆匆跑到急诊分诊台，对护士说：我儿子昨天半夜开始哭闹，烦躁不安，当时就喂了点母乳哄睡了。今天早上打开纸尿裤发现孩子腰围两侧全是红疙瘩，孩子小，控制不住地去挠。这会儿大腿上也是疹子，孩子闹得更厉害了，给母乳也哄不住了，快让医生给我们看看，这到底是什么引起的疹子？怎么能让他不痒了？

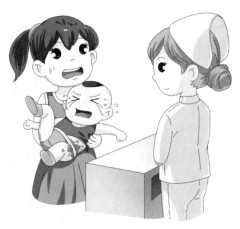

皮疹

协和护士小课堂

什么是皮疹？

皮疹是儿童疾病的常见症状，可能涉及多个系统的疾病，其发生的病因和机制不尽相同，表现形式多样，常不典型。皮疹根据其形态可分为斑丘疹（包括斑疹、丘疹）、疱疹（包括大疱、小疱、脓疱）、荨麻疹（风团疹）及紫癜。同种皮疹可见于不同疾病，同种疾病可见不同皮疹。皮疹大多见于过敏性疾病、感染性疾病和一些风湿免疫性疾病。因此，重视皮疹可以减少误诊、漏诊率。

一、引起孩子皮疹的常见原因有哪些？

出现皮疹的原因有很多，大致分为感染性疾病和非感染性疾病。

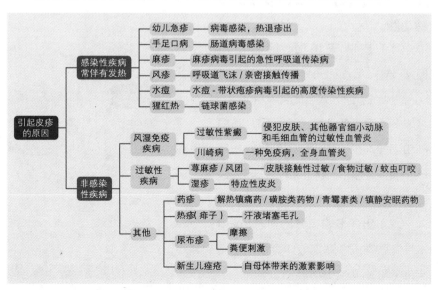

二、孩子皮疹，居家怎么做？

1. 清洁皮肤

（1）有皮疹是可以洗澡的，及时清洁掉皮肤上的污垢（汗液、分泌物、皮屑等），可以促进皮肤愈合。

（2）洗澡水温度比平时稍低一些，避免用去脂强的碱性洗浴用品，不要用力搓洗皮疹处。

（3）洗完澡轻轻给孩子蘸干，不可用力擦。

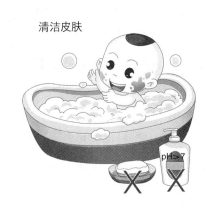

清洁皮肤

2. 皮肤清洁后，涂抹保湿霜对皮肤进行保湿，保护皮肤的屏障功能。

（1）皮肤干燥时： 保湿霜不但要选择乳霜（cream）或软膏（ointment），保湿效果比乳液（lotion）强很多，而且要选择不含香精、防腐剂和添加剂少的大品牌的产品。一旦孩子皮肤干燥，就厚厚的涂抹一层，效果最好。

（2）出汗多或有分泌物时： 选用水性润肤霜或者涂抹液体痱子水（勿用痱子粉），避免堵塞毛孔。

皮肤保湿

3. 止痒

（1）衣被不宜过多、过厚、过紧，太热了，出汗会使皮疹更痒。

（2）用毛巾包着冰块对零星或局部痒的皮疹进行冰敷，每次 5~10 分钟。

（3）给孩子剪指甲或在孩子抓挠的那段时间给其戴手套，避免抓破皮肤，导致感染。

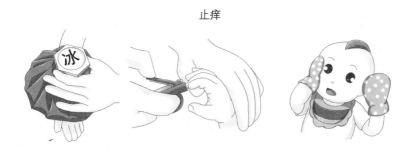

止痒

4. 皮疹相关用药

（1）对于大多数皮疹可局部涂抹炉甘石洗剂，起到收敛止痒的作用，冰箱冷藏后使用，止痒效果更佳。对于痱子、尿布疹或间擦疹，氧化锌软膏效果也非常好。

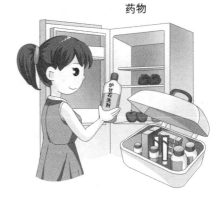

药物

（2）抗菌药物软膏：如皮疹处皮肤破损或有脓疱性粟粒疹，可以用莫匹罗星或红霉素软膏外涂患处。

（3）糖皮质激素软膏：外用中低效糖皮质激素乳膏，一日 2 次，连用 5~10 日，可减轻瘙痒，加速炎症消退。

（4）抗组胺药：在医生指导下口服非镇静性抗组胺药物，如西替利嗪、氯雷他定，可减轻早期变态反应中的瘙痒，还可减轻晚期反应（发红、肿胀及硬结）。

5. 清洁与消毒　如传染病引起的皮疹，将孩子的衣服、被褥、毛巾、敷料、玩具、餐具等根据情况分别采取洗、晒、烫、煮、烧等进行消毒，且不与他人共用。

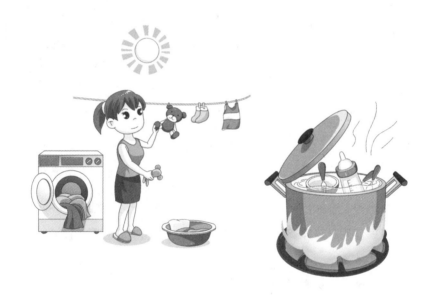

三、出现哪些情况需要及时就医？

1. 皮疹太痒、面积过大、反复出现、破溃或有脓性分泌物。

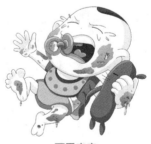

严重皮疹

2. 荨麻疹时，同时出现血管性水肿，即皮疹之外，嘴唇、喉咙也出现肿大，这会导致呼吸困难，危及生命。

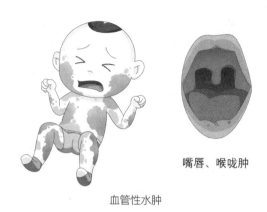

嘴唇、喉咙肿

血管性水肿

3. 发现孩子出疹后持续高热不退、咳喘、呕吐、头痛、烦躁不安或嗜睡，甚至惊厥时应及时送到医院。

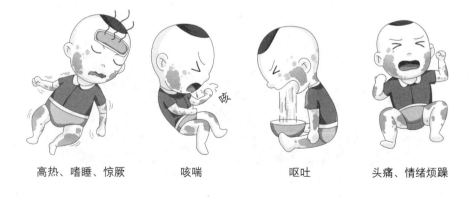

高热、嗜睡、惊厥　　　　咳喘　　　　　呕吐　　　　头痛、情绪烦躁

四、如何预防孩子皮疹？

1. 环境

（1）建议室内湿度保持在 50%~60%，温度以孩子安静时不出汗为宜。

（2）经常吸尘、除尘（包括家具表面、空调、加湿器等），打扫过程中避免扬尘，不要过度使用消毒剂。

（3）无烟环境：不仅不能当着孩子的面抽烟，也不能在家里抽烟，因为沉积在沙发、床、地毯上的烟需要很久才能清除掉，对孩子的危害是持久的。

（4）勤开窗通风，保持室内空气清新，但也要避免让孩子直吹风而受凉。

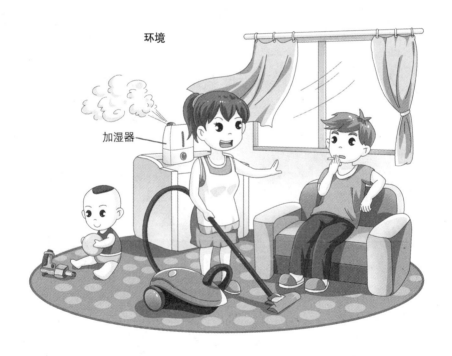

环境

加湿器

2. 保持皮肤清洁、

干爽 勤换尿裤和衣服，给宝宝穿纯棉、宽松、透气、无领、宽口的衣服。

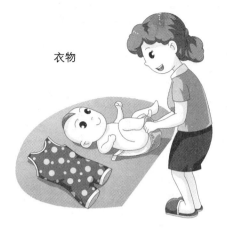

衣物

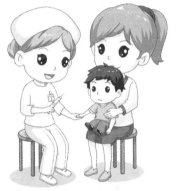

3. 预防传染病的发生

（1）按时接种疫苗。

（2）培养孩子良好的卫生习惯，如勤洗手、戴口罩、保持间距等。

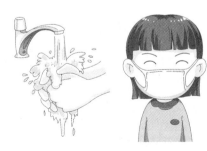

（3）避免在传染病高发季节去人群密集地。

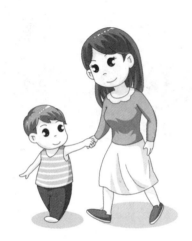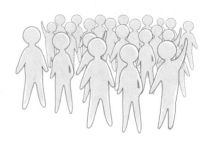

（4）与患病人员及时隔离，防止交叉感染。

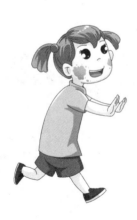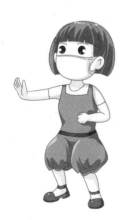

4. 预防蚊虫叮咬

（1）及时清理厨房、卫生间有积水的地方，还有花草、鱼缸等。

（2）在家给孩子用蚊帐，户外穿浅色、能覆盖胳膊和腿的衣服，用扇子驱赶蚊虫。

（3）选用安全的驱蚊剂：美国疾病与预防控制中心的最新防蚊虫指南推荐了5种驱蚊剂：避蚊胺（DEET）、驱蚊酯（IR3535，也叫伊默宁）、派卡瑞丁（Picaridin，也叫KBR 3023或埃卡瑞丁）、柠檬桉油（OLE）、对薄荷烷二醇（PMD）、2-十一烷酮（2-undecanone）。注意：驱蚊剂不可喷到孩子脸上及伤口上；小于2个月的孩子不能使用驱蚊剂；小于3岁的孩子不能使用柠檬桉油或对薄荷烷二醇。

防蚊虫叮咬

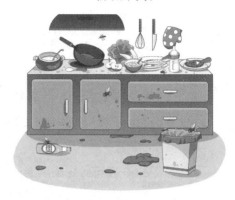

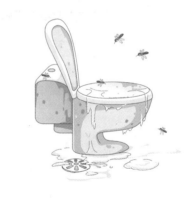

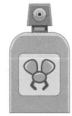

避蚊胺
驱蚊酯
派卡瑞丁
柠檬桉油
对薄荷烷二醇
2-十一烷酮

注意事项：2个月以下婴儿不用驱蚊剂，3岁以下小儿不用柠檬桉油、对薄荷烷二醇

1. 皮疹的出现，涉及多个系统的疾病，其发生的病因和机制也不相同，表现形式多样，常不典型，辨认不清时要及时就医。

2. 在家可做好皮肤清洁，保湿，止痒，避免过敏原，控制好环境温度、湿度，提供宽松、柔软的衣物，但不要过分使用消毒剂。

3. 预防蚊虫时要选用安全的驱蚊剂。

（莫雅睿）

第九节
疝气
——那些奇怪的鼓包

一位妈妈在网上咨询医生：您好，我家宝宝是 35 周早产儿，刚从医院接回家，医生说宝宝有脐疝，一哭肚脐就凸出一个包，感觉皮肤薄薄的好像会破的样子，我看网上有卖脐疝带的，戴那个有用吗？家里人还有说用硬币压在上面，能治好吗？还是需要去医院做手术？

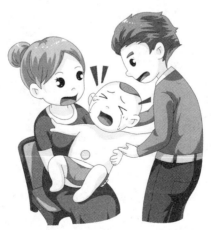

脐疝怎么办？

1. 什么是疝气 ❓

疝气，准确说应该叫疝，是由于先天性或后天性的原因造成腹壁的缺损，腹腔里面的网膜或者肠管从缺损处脱出到体表之外。婴幼儿常见的有脐疝和腹股沟疝。

2. 孩子容易得疝气吗 ❓

疝在 1 岁内是最常见的，而且年龄越小，孩子哭闹越多，薄弱区越弱，肌肉力量越弱。另外，宝宝出生体重越低，越容易出现疝。比如，约20% 的足月儿存在脐疝，而早产儿的发病率高达 70%~80%；出生体重小于 1kg 的孩子，30%~40% 的概率有腹股沟疝，而全部新生儿的腹股沟疝的发病率是 1%~5%。

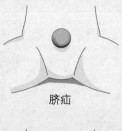

脐疝

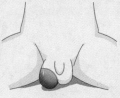

腹股沟疝

一、引起孩子疝气的常见原因有哪些？

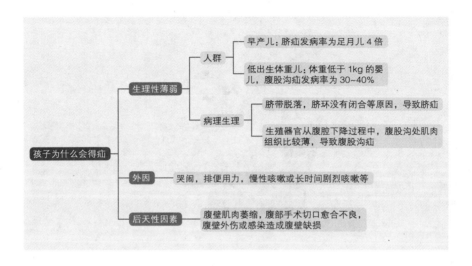

孩子为什么会得疝
- 生理性薄弱
  - 人群
    - 早产儿：脐疝发病率为足月儿 4 倍
    - 低出生体重儿：体重低于 1kg 的婴儿，腹股沟疝发病率为 30~40%
  - 病理生理
    - 脐带脱落，脐环没有闭合等原因，导致脐疝
    - 生殖器官从腹腔下降过程中，腹股沟处肌肉组织比较薄，导致腹股沟疝
- 外因　哭闹，排便用力，慢性咳嗽或长时间剧烈咳嗽等
- 后天性因素　腹壁肌肉萎缩，腹部手术切口愈合不良，腹壁外伤或感染造成腹壁缺损

二、孩子疝气，居家怎么做？

1. 观察脐环的大小及有无增大趋势　脐环就是在宝宝平静时，用手指伸向肚脐内，向外触摸，能触摸到明显的圆形边界，其直径就是脐环的大小。注意：不是脐疝凸起的高度。如脐环直径在 1cm 左右，不做任何处理均能自行闭合。

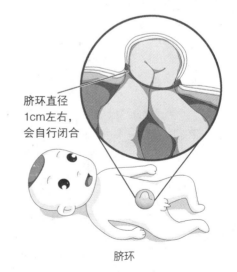

脐环直径
1cm 左右，
会自行闭合

脐环

2. 及时安抚宝宝，避免腹腔压力的增高。

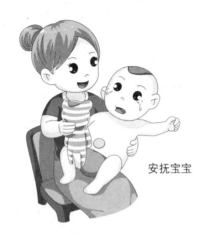

安抚宝宝

3. 及时清洁疝的部位，减少摩擦，保持清洁、干燥。禁用硬币、胶带、脐疝带等盖住脐疝，这些做法不仅不能治好脐疝，还可能会导致浸渍、压疮和感染等皮肤并发症。

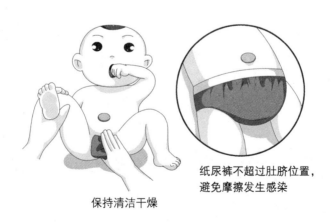

保持清洁干燥

纸尿裤不超过肚脐位置，
避免摩擦发生感染

三、出现哪些情况需要及时就医？

1. 疝不能自行还纳。

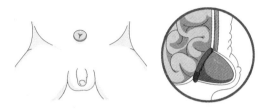

男宝宝疝气嵌顿

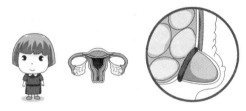

女宝宝疝气嵌顿

2. 疝出现嵌顿，局部皮肤颜色变深。

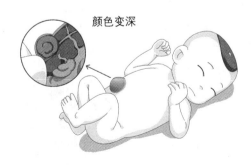

颜色变深

3. 脐环 >2cm，特别是有增大的趋势。

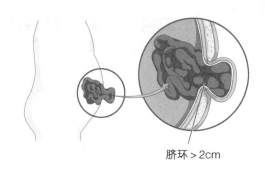

脐环 > 2cm

脐环增大

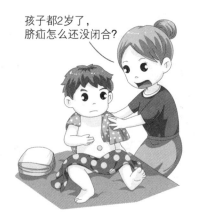

孩子都2岁了，脐疝怎么还没闭合？

4. 2 岁以上脐疝仍不闭合。

四、如何预防孩子疝气？

1. 减少宝宝剧烈哭闹。

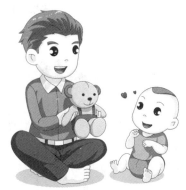

减少宝宝剧烈哭闹

2. 锻炼宝宝腹部肌肉

（1）0~3个月的宝宝，利用玩具让宝宝多多踢腿，可锻炼下腹部肌肉。

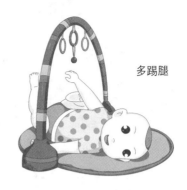

多踢腿

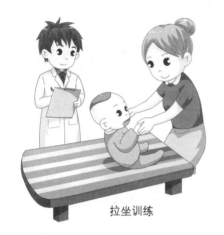

拉坐训练

（2）3~6个月的宝宝，可在医生的指导下，家长跟宝宝手拉手，辅助宝宝做"仰卧起坐"，也就是拉坐训练。

（3）5个月以上的宝宝已经有了充足的上肢力量，家长可以用玩具引导宝宝锻炼匍匐爬行。

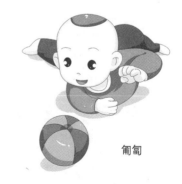

匍匐

敲黑板
画重点

1. 婴儿脐疝很常见，随着年龄增长，腹直肌发育完整，多数脐疝可自发消退。

2. 自愈的可能性与脐环的大小有关，而不是凸起的高度。

3. 在准确判断脐环直径 <2cm 后，可在家观察脐环有无增大趋势，凸起肿物是否可以还纳，不需做任何处理，保持局部皮肤清洁、干燥。

4. 腹股沟疝易发生嵌顿，很难自行愈合，及时评估，必要时及时手术治疗。

（莫雅睿）

第十节
口腔黏膜异常
——为什么宝宝一吃奶就哭？

**故事
情境**

　　小华 15 个月了，张嘴的时候，妈妈看到他两颊出现了乳白色的一层膜，以为是奶块，就用纱布裹着手指用力去擦了一下，这下可坏了，白膜是掉了，但下面出现了一片红色的创面。宝宝疼的大哭起来，接下来几天，饭也不好好吃了。妈妈带小华去医院，医生说白色的膜其实是鹅口疮。妈妈平时特别注意卫生，家里的玩具、家具每天都用消毒液消毒，宝宝怎么还得了鹅口疮呢？

鹅口疮

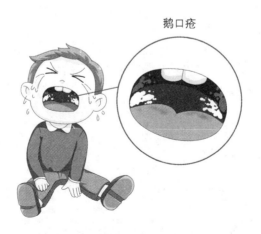

协和护士小课堂

什么是口腔黏膜异常？

婴幼儿利用口腔获取食物，通过吸吮获得安全感，还会通过口腔来认识世界。口腔黏膜异常在儿童中比较常见，除一些生理因素外，感染、溃疡等均可以导致口腔黏膜异常，轻则引起不适，重则影响进食，从而导致宝宝哭闹不止。

一、引起孩子口腔黏膜异常的原因有哪些？

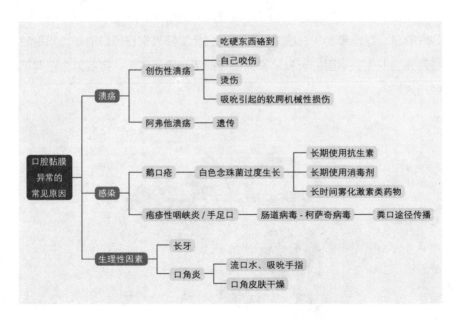

口腔黏膜异常的常见原因
- 溃疡
  - 创伤性溃疡
    - 吃硬东西硌到
    - 自己咬伤
    - 烫伤
    - 吸吮引起的软腭机械性损伤
  - 阿弗他溃疡 — 遗传
- 感染
  - 鹅口疮 — 白色念珠菌过度生长
    - 长期使用抗生素
    - 长期使用消毒剂
    - 长时间雾化激素类药物
  - 疱疹性咽峡炎/手足口 — 肠道病毒-柯萨奇病毒 — 粪口途径传播
- 生理性因素
  - 长牙
  - 口角炎
    - 流口水、吸吮手指
    - 口角皮肤干燥

第一章 儿童常见症状护理

86

二、孩子出现口腔黏膜异常，居家怎么做？

1. 食物的选择

（1）避免过热、辛辣等刺激性食物。

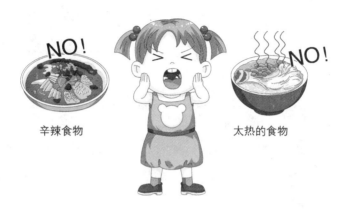

辛辣食物　　　　　太热的食物

（2）吃凉的：可以适当吸吮冰棍或冰块，喝冰水，吃冰激凌。

（3）吃软的：吃不需要多次咀嚼的食物，如奶、米粉、面条等。

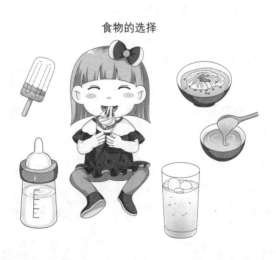

食物的选择

2. 缓解疼痛

（1）学会漱口的宝宝，在饭前10~20分钟使用含有利多卡因的漱口水或者凝胶，饭后淡盐水或温水漱口。

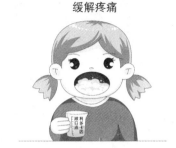

缓解疼痛

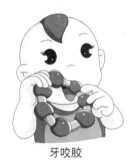

牙咬胶

（2）小宝宝长牙时疼痛，可以给孩子咬冰镇过的牙咬胶。

3. 使用制霉菌素溶液涂抹鹅口疮

（1）1片制霉菌素研碎，加入10ml溶液（甘油之类可食用的油）里拌匀，20~25℃储存。

涂制霉菌素

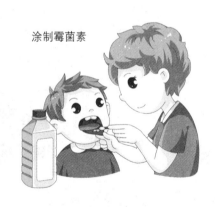

（2）在喂奶或进食后，每天涂抹3~4次，白斑处要重点涂抹；时间大约为2周；至少涂抹到没有白斑后3天，不要见好就停，避免复发。

第一章 儿童常见症状护理

（3）可用 2%~5% 碳酸氢钠（小苏打）溶液在哺乳前后涂抹或冲洗患儿的口腔以及妈妈的乳头，使患儿口腔内保持碱性环境，抑制白色念珠菌生长。

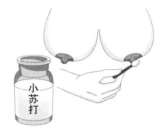

使用碳酸氢钠溶液

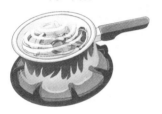

高温烫洗

4. 避免鹅口疮反复发作

（1）把孩子嘴巴经常接触的物品如玩具、安抚奶嘴、奶瓶，以及妈妈的内衣等使用高温烫洗（60℃，加热1小时）的方式进行消毒。

（2）每次喂完奶后，应使用制霉菌素涂抹妈妈的乳头，每日 3~4 次。

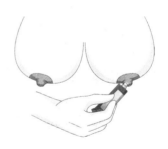

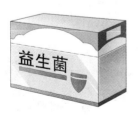

（3）对反复发作的鹅口疮，还可以给孩子服用益生菌，内外兼治。

三、什么情况下需要及时就医？

1. 伴有发热或其他症状。

2. 鹅口疮时，涂抹制霉菌素1周左右无效。

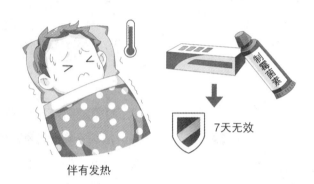

7天无效

伴有发热

四、如何预防孩子口腔黏膜异常？

1. 1岁后要减少孩子吃手指／安抚奶嘴的时间，还要注意孩子的玩具、奶嘴等是否有磨破口腔黏膜的可能。

好习惯

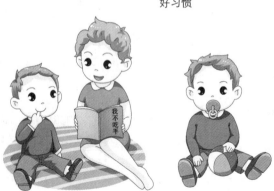

2. 不要过度使用消毒剂（如84消毒液等），过分干净的环境或残留在物体表面的消毒剂反而会导致孩子口腔内的菌群进一步失调。

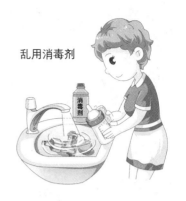

乱用消毒剂

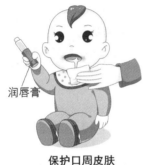

润唇膏

保护口周皮肤

3. 保护口周皮肤，避免孩子因干燥而频繁舔口唇。

（1）流口水多时，及时给宝宝擦干。

（2）天气干燥时，给宝宝口唇涂抹护唇霜，口角擦防护霜。

4. 多饮水，注意均衡饮食，强健孩子的体魄，提高自身免疫力。

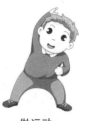

做运动

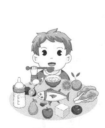

均衡饮食

多喝水

提高免疫力

5. 口腔黏膜出现溃疡或白膜，注意不要用力擦拭，以免引起破溃或出现感染。

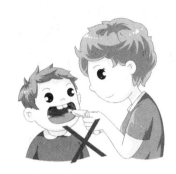

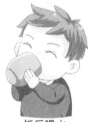
饭后喝水

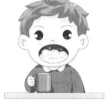
饭后漱口

6. 饭后要喝水，会漱口的宝宝要鼓励宝宝饭后漱口。

7. 在传染病易感季节，少带孩子去拥挤的地方玩耍；饭前便后，要好好洗手；与患病的小朋友隔离。

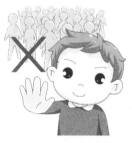
远离人群

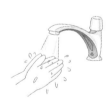
饭前便后洗手

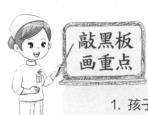

敲黑板
画重点

1. 孩子的口腔黏膜娇嫩，易发生创伤性溃疡、鹅口疮及病毒感染。

2. 缓解疼痛　用含有利多卡因的漱口液或凝胶；选择凉的、不需要多次咀嚼的食物；冰镇牙咬胶可有效缓解长牙痛。

3. 制霉菌素是治疗鹅口疮的首选，同时可用碳酸氢钠溶液、益生菌辅助治疗。

4. 家长应该注意孩子的卫生习惯，提高孩子的免疫力，给孩子提供接触正常细菌的机会。

（莫雅睿）

第十一节

眼部异常

——谁的眼泪在飞？

医生接到一条网上咨询：您好，我的孩子 5 岁了，1 个多月前出现频繁的眨眼，用手揉眼睛，我看了看他的眼睛，没发现有什么问题，看东西也没发现异常。我告诉孩子让他不要眨眼了，他也控制不住。这种情况可能是什么眼病？用点缓解眼睛疲劳的眼药水可以吗？

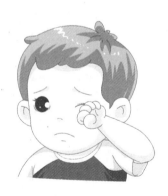

协和 护士 小课堂
什么是眼部异常？

　　眼部异常一般指孩子持续流泪，眼睛分泌物增多，频繁眨眼、揉眼，出现眼球变红、眼睑红肿或者眯眼、斜眼看东西等。眼睛结构十分精密，家长用肉眼很难辨别问题，有时还会因为孩子说不清楚原因，被家长当作是"坏习惯"而延误治疗，甚至影响孩子的终身视力。

一、引起孩子眼部异常的常见原因有哪些？

引起孩子眼部异常的原因一般可分为感染性因素和非感染性因素。

1. 感染性因素。

感染性结膜炎
（细菌性/病毒性/衣原体性）

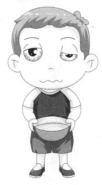

麦粒肿/霰粒肿

2. 非感染性因素。

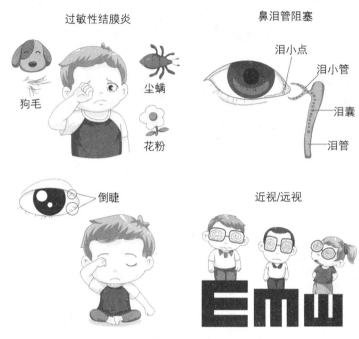

过敏性结膜炎

狗毛

尘螨

花粉

鼻泪管阻塞

泪小点

泪小管

泪囊

泪管

倒睫

近视/远视

非感染性因素

二、孩子出现眼部异常，居家怎么做？

1. 眼睛感到干涩、疲劳时，有意识地多眨眼、多闭眼、多休息，还可以用温热的毛巾敷在眼睛上。

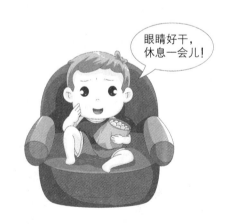

眼睛好干，休息一会儿！

2. 初期的眼睑部红肿，也可以在眼皮局部进行热敷；当眼睛及眼睛周围水肿或红肿加重时，冷敷有助于缓解病情。

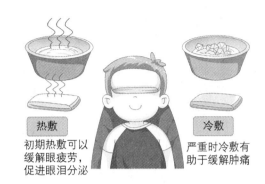

热敷 初期热敷可以缓解眼疲劳，促进眼泪分泌

冷敷 严重时冷敷有助于缓解肿痛

3. 遵医嘱滴眼药水或涂抹眼药膏。

（1）洗干净双手，固定孩子头部，轻轻拉开下眼睑或拉开上、下眼睑。

（2）将指定滴数的眼药水滴入下眼睑的沟槽里面（或使用眼药膏），注意不要直接滴在黑眼球上，滴口不要碰触到孩子的睫毛、眼睛。

（3）先释放下眼睑，再释放上眼睑。

（4）用你的手指在鼻梁旁边的眼睛内角轻轻地压 30~60 秒以阻止眼药水流入鼻泪管。

（5）如果你的孩子可以遵循指示，要求他轻轻地合上他的眼睛而且用合着的眼睛向上看，这可以帮助药物更好地起效。

正确使用眼药水、眼药膏的方法

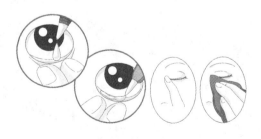

三、什么情况下需要及时就医？

如眼睛出现脓性分泌物或脓头，千万不要给孩子挤出脓头或针挑脓包，一定要及时就医。

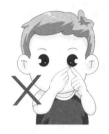

避免挤、挑脓包

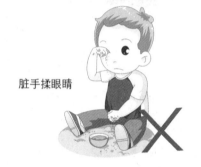

脏手揉眼睛

四、如何预防孩子眼部异常？

1. 注意孩子眼睛卫生　不要用脏手揉眼睛，家庭成员间不要混用毛巾。

2. 避免接触使孩子过敏的物质　如尘螨、动物皮屑等；经常清洗床上用品；增加空气湿度；定期在家中吸尘和除尘。

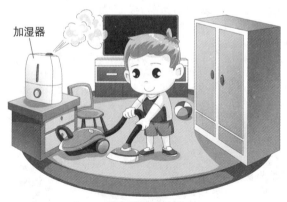

加湿器

避免接触过敏原

3. 科学预防近视　保证每日户外活动至少 2 小时。

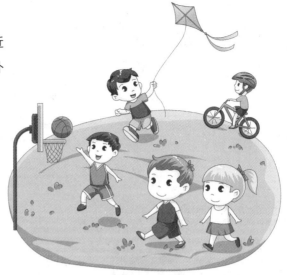

儿童户外活动

4. 改掉不良的习惯　如错误的坐姿 / 握笔姿势、喜欢躺着或趴着看书 / 电视、坐车或走路还看书 / 手机等。

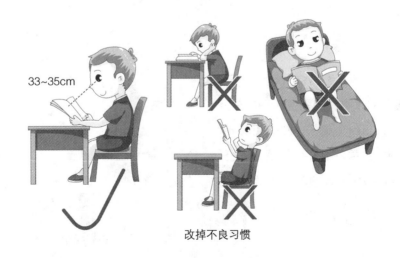

33~35cm

改掉不良习惯

5. 用电脑时，眼睛最好距离屏幕 0.5m，电脑的中心在眼睛下方 15cm 左右。

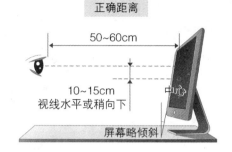

正确距离

50~60cm

10~15cm
视线水平或稍向下

中心

屏幕略倾斜

定期眼科检查

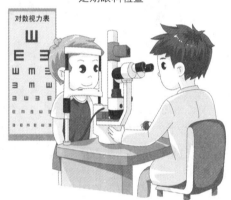

对数视力表

6. 在孩子有一定的认知能力时，开始定期到专业机构进行验光和眼部检查。

7. 多食用富含叶黄素和玉米黄素的食物　如蛋黄、羽衣甘蓝、菠菜、玉米、橘子、橙子、猕猴桃、葡萄、生菜、西葫芦、西蓝花、南瓜、芦笋、开心果、牛油果等。

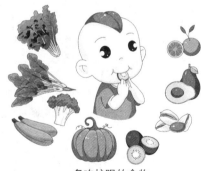

多吃护眼的食物

8. 远离有害光源　如紫外线消毒灯、电焊、激光笔等。

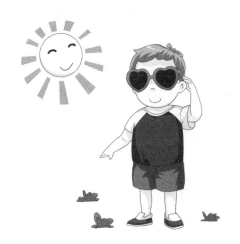

给眼睛防晒

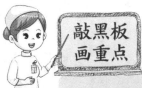

1. 眼睛的结构十分精密，家长用肉眼很难辨别问题。

2. 如果孩子出现了眼部异常，家长应及时带孩子到医院检查。确诊后，要遵医嘱配合治疗，护理过程中家长要特别注意手卫生。

3. 要注重培养孩子良好的用眼习惯，注意用眼卫生。

（莫雅睿）

儿童常见疾病护理

第一节
上呼吸道感染
——"上感"就是"感冒"吗？

好不容易盼到了周末，小光特别开心，因为爸爸妈妈答应要带他去游乐园玩。一天疯跑下来小光满头大汗，没想到本来晴空万里的天气说变就变，瞬间下起了大雨，全家人都被浇透了。当天晚上，小光就开始不停咳嗽、打喷嚏、流鼻涕，浑身觉得没劲儿，饭都没怎么吃。妈妈很着急，要带小光去医院开药，但爸爸说这就是着凉感冒了，多休息就可以了。谁说的对呢？

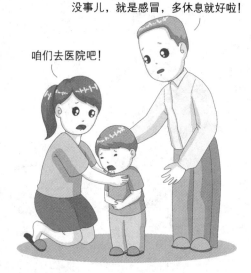

没事儿，就是感冒，多休息就好啦！

咱们去医院吧！

協和护士 小课堂

什么是上呼吸道感染？

上呼吸道感染是鼻腔、咽或喉部炎症的统称，包括急性鼻咽炎、病毒性咽炎、喉炎、疱疹性咽峡炎、咽结膜热、细菌性咽－扁桃体炎等。我们常说的普通感冒是最常见的上呼吸道感染。

一、孩子为什么会发生上呼吸道感染？

1. 病因　病毒感染最为常见，少数为细菌感染所致。

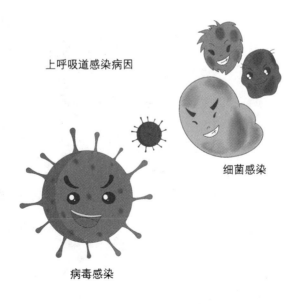

上呼吸道感染病因

细菌感染

病毒感染

2. 常见诱发因素　如受凉、贫血、营养不良、免疫力低下等，导致孩子全身或呼吸道局部抵抗力降低。

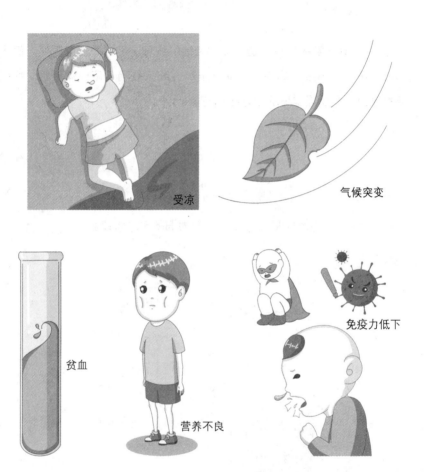

受凉

气候突变

贫血

营养不良

免疫力低下

3. 危险因素 处于人群拥挤的环境、大气污染、被动吸烟、应激等易造成上呼吸道感染。

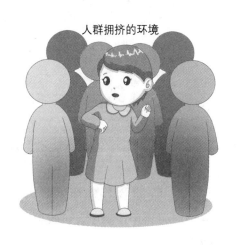

人群拥挤的环境

雾霾

大气污染

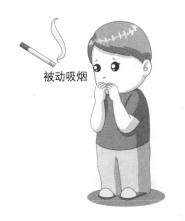

被动吸烟

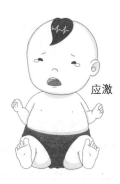

应激

二、上呼吸道感染有哪些表现?

1. 普通感冒 以鼻咽部黏膜炎症为主，包括咳嗽、流涕、打喷嚏、鼻塞等。严重者除发热外，可有头痛、乏力、食欲缺乏等全身症状。

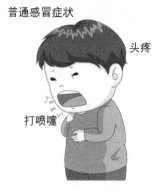

普通感冒症状

头疼

打喷嚏

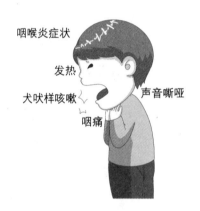

咽喉炎症状

发热

犬吠样咳嗽

咽痛

声音嘶哑

2. 咽喉炎 咽痛，发热，喉炎时可有声音嘶哑，可听见喉鸣音。

3. 疱疹性咽峡炎 软腭、腭垂、咽和扁桃体表面有灰白色疱疹，周围有红晕，之后破溃形成小溃疡。

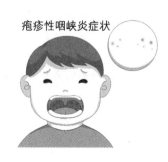

疱疹性咽峡炎症状

4. 咽－结合膜热 发热、咽部充血及疼痛、眼睛红、畏光、流泪。

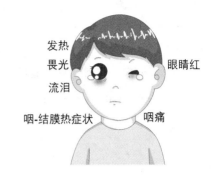

发热
畏光
流泪
眼睛红
咽-结膜热症状
咽痛

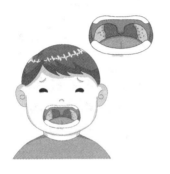

5. 咽－扁桃体炎 扁桃体肿大、充血，表面有脓性分泌物。

三、孩子发生上呼吸道感染该怎么办？

1. 一般情况下，上呼吸道感染病情较轻，病程短，可自愈，且预后良好。

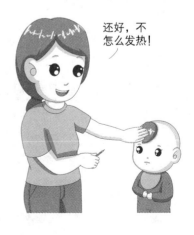

还好，不怎么发热！

2. 正确服药　上呼吸道感染没有特效抗病毒药物，家长需在医生指导下正确服药，不可擅自为孩子服用抗生素。

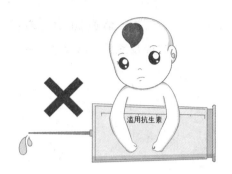

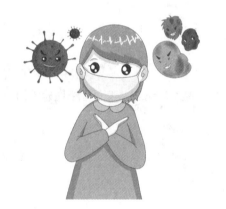

3. 防止交叉感染　避免到人多拥挤、通风不畅的场所，保持室内空气流通。

4. 退热　高热时可使用对乙酰氨基酚或布洛芬，减轻发热和缓解疼痛。服药后注意多饮水。

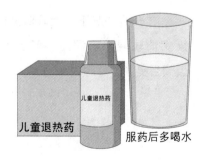

5. 合理饮食　食用易消化食物，避免生冷、辛辣等刺激性食物。

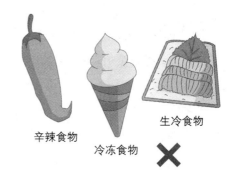

辛辣食物　　冷冻食物　　生冷食物

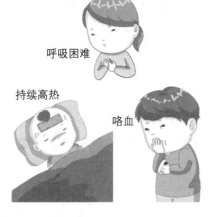

呼吸困难

持续高热

咯血

四、什么情况下需要及时就医？

1. 在家中自行治疗 2~3 天症状未好转或症状加重。

2. 出现持续高热、呼吸困难、咯血等症状。

五、如何预防孩子上呼吸道感染的反复发作？

1. 保持良好家庭环境　每日通风，避免烟雾、粉尘、刺激性气体，家长避免在患儿面前吸烟，做好防尘保护。

注意通风

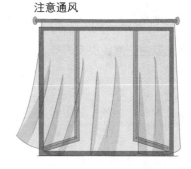

2. 加强体格锻炼，增强体质，合理喂养，提高预防疾病的能力。

加强锻炼

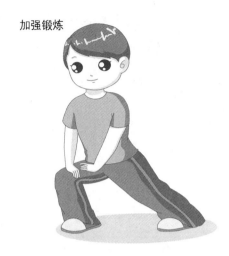

及时增减衣物

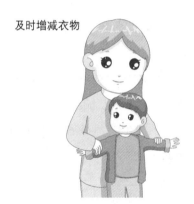

3. 注意气候变化，季节变化时及时增减衣物，避免受凉、感冒。

勤洗手

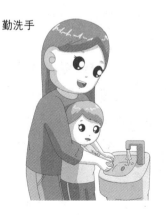

4. 注意孩子和家人的手卫生及个人卫生，避免交叉感染。

5. 少带孩子去人群密集场所活动，避免接触呼吸道感染患者。

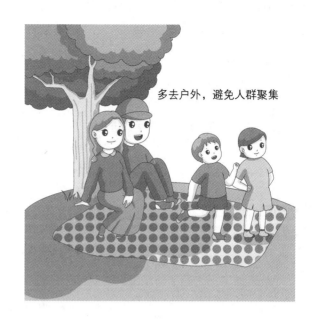

多去户外，避免人群聚集

1. 上呼吸道感染是孩子常见的感染性疾病，多为病毒感染。

2. 家长不要擅自为孩子服用抗生素或各类中药，服药需遵从医嘱。

3. 平时注意带孩子多锻炼，提高孩子免疫力，维护孩子呼吸道健康。

（邹垚）

第二节
小儿肺炎
——肺炎是咳出来的吗？

春天来了，气温不断回暖，小萌穿上了漂亮的小裙子。谁料气温一下子降了快10℃，不仅刮风还下起了雨，小萌当天晚上就发热了，满脸通红，整个人都蔫蔫的，喘气能听见"呼噜呼噜"的声音。第二天妈妈带小萌去医院，经过医生的检查，小萌被确诊为肺炎。

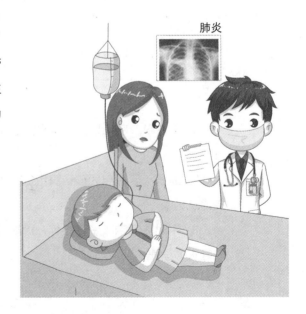

肺炎

协和护士 小课堂

什么是肺炎？

肺炎是由不同病原体或其他因素所致的肺部炎症，是小儿时期的常见肺部疾病，多发生于冬春两季以及气温骤变时。

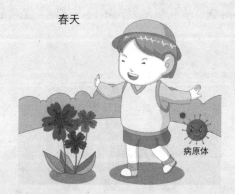

春天

病原体

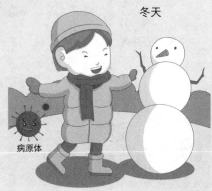

冬天

病原体

肺炎高发季节

一、孩子为什么会得肺炎？

1. 病原体感染 常见的病原体有细菌、病毒、支原体、衣原体等。

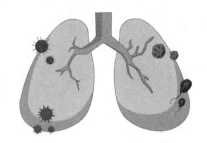

2. 诱发因素 先天性心脏病、支气管肺发育不良、哮喘、免疫缺陷等易诱发肺炎。

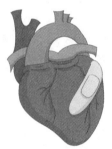

先天性心脏病

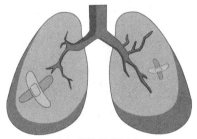

支气管肺发育不良

免疫缺陷

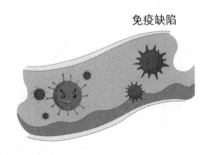

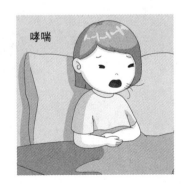

哮喘

3. 危险因素

（1）年龄小，呼吸系统发育不完善，免疫功能不完善，容易受到病原体的侵害。

（2）长时间处于人员密集的环境中，受到感染的可能性大。

（3）香烟烟雾可破坏黏液纤毛的功能，增加患肺炎的风险。

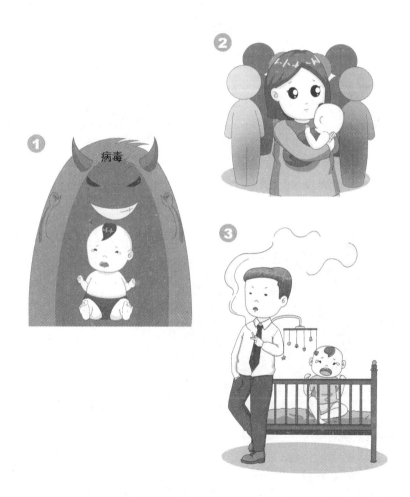

二、小儿肺炎
会有哪些表现？

1. 发热症状明显，咳嗽、咳痰。

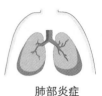

咳嗽

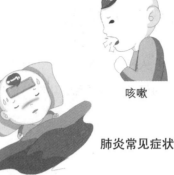

发热

肺炎常见症状

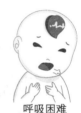

肺部炎症

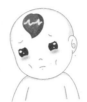

精神不振

呼吸困难

2. 平静时呼吸频率增快。

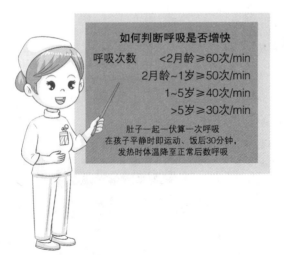

如何判断呼吸是否增快

呼吸次数　　<2月龄≥60次/min
　　　　　2月龄~1岁≥50次/min
　　　　　1~5岁≥40次/min
　　　　　>5岁≥30次/min

肚子一起一伏算一次呼吸
在孩子平静时即运动、饭后30分钟，
发热时体温降至正常后数呼吸

3. 病情加重时出现呼吸费力，如三凹征（胸骨上窝、锁骨上窝和肋间隙随着呼吸向内凹陷）、喘息、口唇青紫等症状。

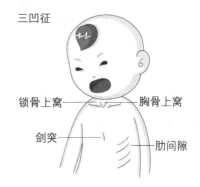

三凹征

锁骨上窝—— ——胸骨上窝

剑突—— ——肋间隙

4. 病情严重时孩子还会出现精神差、烦躁、没有原因的哭闹或者昏睡、胡言乱语等情况。

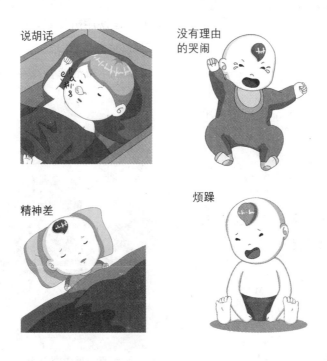

说胡话

没有理由的哭闹

精神差

烦躁

三、孩子得了肺炎该怎么办?

1. 及时就诊 在肺炎易发季节若孩子出现发热、咳嗽、呼吸增快等症状应及时就诊,避免病情加重。

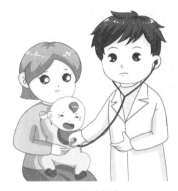

及时就诊

遵医嘱使用抗生素,不可滥用

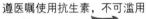

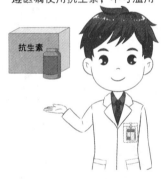

2. 合理用药 在医生指导下合理使用抗生素,避免停药过早而使得感染未能完全控制;避免滥用抗生素而导致孩子体内菌群失调。

3. 注意休息 保证孩子卧床休息,减少哭闹。

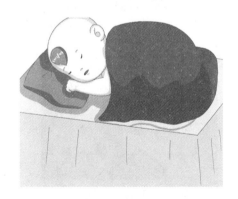

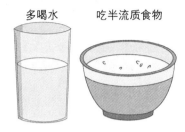

多喝水　　　吃半流质食物

4. 合理饮食　保证孩子的饮水量，给予易消化、高营养的饮食。孩子咳嗽的时候暂停喂养，防止因呛咳、吐奶而导致肺部进入异物加重感染，甚至发生窒息。

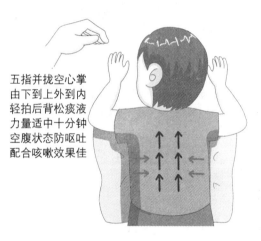

5. 孩子痰液较多时，轻拍背部促进排痰。

五指并拢空心掌
由下到上外到内
轻拍后背松痰液
力量适中十分钟
空腹状态防呕吐
配合咳嗽效果佳

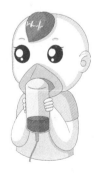

6. 雾化吸入　稀释痰液，促进排痰。保持孩子平静，配合深呼吸让雾化药液进入肺内。雾化吸入后进行拍背，以达到治疗最佳效果。

四、如何预防孩子肺炎的发生？

1. 教会孩子正确的洗手方法，注意个人卫生。

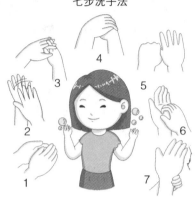

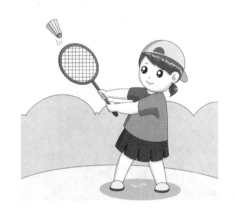

2. 营养均衡，多参加户外活动，增强体质，适应各种气候、环境温度变化。

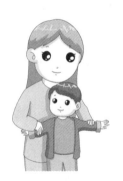

3. 根据气温变化增减衣物，避免受凉。

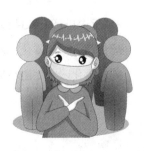

4. 避免孩子（尤其是患有免疫缺陷性疾病或应用免疫抑制剂的孩子）接触呼吸道感染者，减少人群聚集处的活动。

5. 处于人员密集环境中时正确佩戴口罩。

6. 避免孩子被动吸烟。

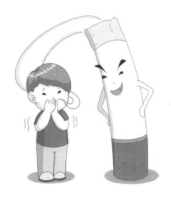

将口罩平展，双手平拉推向面部，长鼻梁条在上方

用指尖由内向外按压鼻梁条，顺着鼻梁形状向两侧移动

将口罩上下完全展开，使其全面遮盖口鼻，贴合面部

佩戴完毕

正确戴口罩

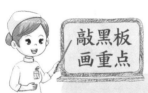
敲黑板画重点

1. 肺炎是儿童常见疾病，严重时可危及孩子生命。

2. 日常生活中应注意保持孩子的饮食营养、个人及环境卫生、增强孩子的身体素质，避免与呼吸道感染者接触，减少肺部感染的概率。

3. 家长应注意识别孩子肺炎的表现，及时就诊，避免病情加重。

（邹垚）

第三节

过敏性鼻炎

——原来不是感冒的错

春天到了，最近妈妈发现 4 岁的晓晓早上起来总打喷嚏，一打就是好几个，还流清鼻涕，妈妈想晓晓最近总吹空调，一定是感冒了，于是买了感冒药给孩子吃。但是药吃了一周多也没有改善，晓晓依旧打喷嚏，还有很严重的鼻塞，晚上都是张嘴呼吸，一睡觉基本鼻子不能出气。妈妈非常着急，为什么"感冒"总好不了，还越来越重了？妈妈带晓晓去看医生，医生说晓晓不是感冒，是得了过敏性鼻炎。

为什么感冒总是好不了？

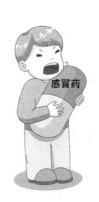
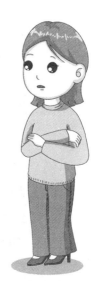

感冒药

协和护士小课堂

什么是过敏性鼻炎？

过敏性鼻炎是人体接触过敏原以后，身体的免疫系统产生的一种特殊的免疫反应，当这种反应表现在鼻部时，引起的鼻部炎性反应就是过敏性鼻炎。过敏性鼻炎是儿童极为常见的一种慢性鼻黏膜充血的疾病，其症状与上呼吸道感染极为相似。

病因

感冒	过敏性鼻炎

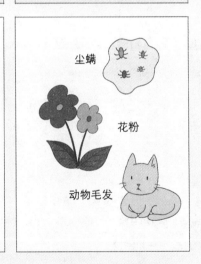

感冒：病毒细菌

过敏性鼻炎：尘螨、花粉、动物毛发

一、孩子为什么会出现过敏性鼻炎？

1. 孩子本身是过敏体质 若父母一方是过敏体质，孩子的患病率为 30%，若父母双方都是过敏体质，孩子的患病率就会升到 66%。

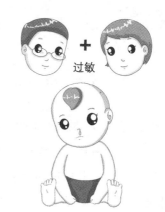

2. 接触了引起过敏的物质

（1）环境因素：是引起过敏性鼻炎的主要原因。

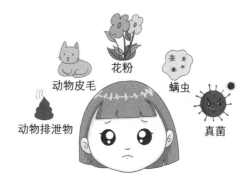

（2）食物因素：会增加鼻黏膜的敏感性而引发鼻炎。

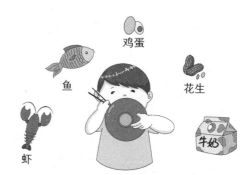

二、如何区分过敏性鼻炎和感冒？

临床表现

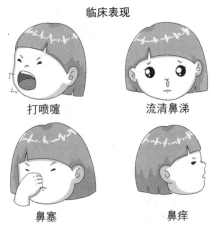

打喷嚏   流清鼻涕

鼻塞   鼻痒

过敏性鼻炎的临床表现

		过敏性鼻炎	感冒
🕐	持续时间	>2周，时间较长	7~10天，时间短
🌼	好发季节	固定季节	冬春季
👃	鼻涕	清水样，量多	清水样逐渐转为脓鼻涕，量少
🌡	体温	无发热	可发热
other	其他症状	鼻痒难耐，不停打喷嚏	鼻子可轻微痒，偶尔打喷嚏

区分过敏性鼻炎和感冒的方法

三、孩子得了过敏性鼻炎该怎么办?

1. 查找过敏原,要避免和易导致过敏的物质接触。

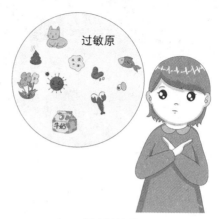

远离过敏原

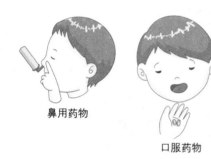

鼻用药物

口服药物

2. 规范用药 在医生的指导下口服或鼻部用药,避免转为慢性鼻炎。

及时就医

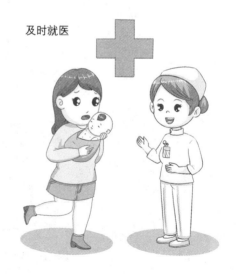

四、什么情况下需要及时就医

严重的鼻塞可引起呼吸困难,诱发支气管哮喘,需要及时就医。

五、如何预防孩子过敏性鼻炎的发生？

1. 避免或减少接触过敏原

（1）花粉较多的季节减少外出，特别是不要去公园、花坛等处玩耍。

（2）用湿拭的方法清洁房间，避免灰尘飞扬。

（3）不养宠物。

（4）不食过敏食物。

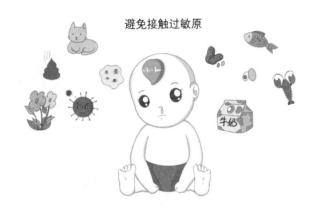

避免接触过敏原

2. 严格按照医生的指导正确用药，坚持用药，定期复查。目前过敏性鼻炎不能被完全治愈，但可以通过治疗控制症状。

遵医嘱用药

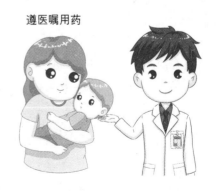

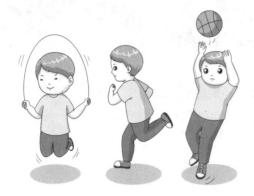

3. 增强体质，提高孩子的免疫力。

合理饮食

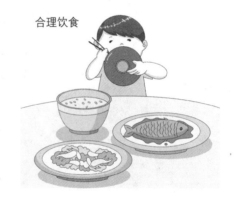

4. 食用富含维生素的食物，避免冰凉、刺激、易过敏的饮食。

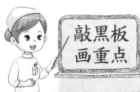

敲黑板画重点

1. 过敏性鼻炎和感冒症状非常相似，但治疗方法截然不同，家长一定要注意区分。

2. 过敏性鼻炎并不可怕，一定要及时就医。

3. 规范用药、远离过敏物质、合理饮食、增强身体素质，可以减少甚至避免过敏性鼻炎的反复发作。

（杨志丽）

第四节

过敏性咳嗽

——久咳不愈之作俑者

　　7岁的楠楠一直身体不好，爱生病，前两天楠楠感冒了，又流鼻涕、又咳嗽，过了一段时间后，感冒虽然好了，可楠楠早起和睡觉时常常咳嗽，尤其上体育课跑步后，咳嗽更厉害了。吃止咳药、消炎药也不见效，咳了1个月也不见好。妈妈怕楠楠得了肺炎，赶紧带着楠楠去了医院。医生认真听了妈妈的叙述，并给楠楠拍了肺部的片子，确定楠楠得的是小儿过敏性咳嗽。

过敏性咳嗽

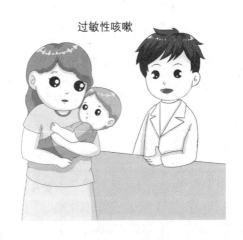

协和护士小课堂

什么是过敏性咳嗽？

过敏性咳嗽是一类与接触过敏原相关的咳嗽，是接触过敏物质后产生的咽喉部过敏的症状，是小儿常见的呼吸道疾病之一。咳嗽本是一种排除呼吸道痰液和异物的有效途径，但是对于频繁发作、难以控制的过敏性咳嗽来说，就应当充分引起重视。

一、孩子为什么会出现过敏性咳嗽？

1. 过敏性体质　一、二级亲属中有过敏性疾病的孩子易患过敏。

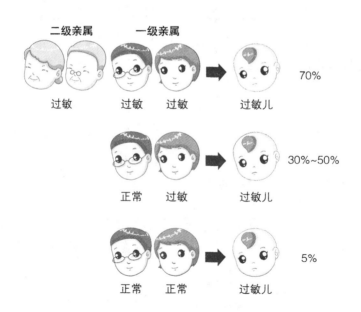

二级亲属　　一级亲属

过敏　　过敏　　过敏　　过敏儿　　70%

正常　　过敏　　过敏儿　　30%~50%

正常　　正常　　过敏儿　　5%

2. 接触过敏物质　环境因素和某些食物会导致机体过敏和气道平滑肌痉挛，从而诱发过敏性咳嗽。

（1）环境因素。

室内	室外	接触物
尘螨	花粉	化妆品
霉菌	野草	汽油
昆虫	柳絮	油漆
动物皮毛		酒精
		甲醛

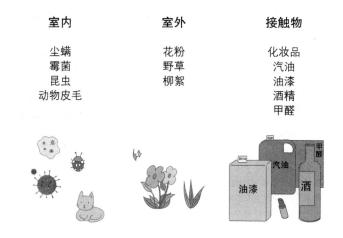

（2）食物因素。

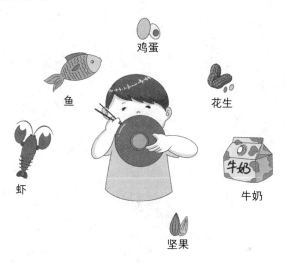

3. 气候 冷空气、空气湿度大、气压低是导致过敏性咳嗽的因素。

温差变化大，湿度大，气压低

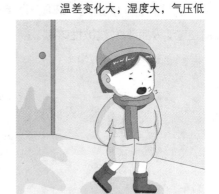

4. 换气过度 由于患儿存在气道高反应，当运动和哭闹时会诱发过敏性咳嗽。

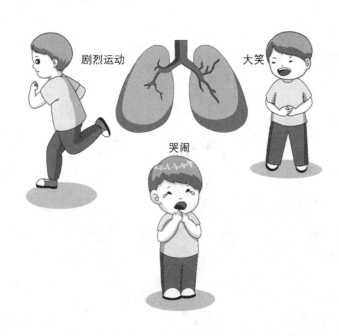

剧烈运动　　大笑　　哭闹

二、过敏性咳嗽都有哪些表现？

1. 孩子的表现　咳嗽但不发热，使用抗生素无效。孩子常用小手揉眼睛和鼻子，抓头发。

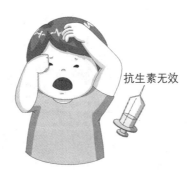

抗生素无效

2. 咳嗽的特点　为刺激性干咳，咳出来的痰是稀薄的白色泡沫痰。咳嗽具有阵发性，咳起来比较剧烈，持续时间超过1个月。常在剧烈运动或大笑后咳嗽加重。

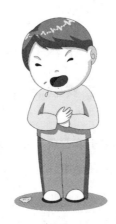

3. 发作时间　反复咳嗽常发生在冷热交替或季节交替的时候，咳嗽常在早晚或夜间加重。

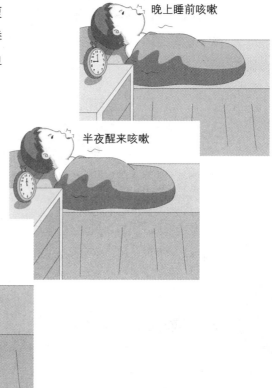

晚上睡前咳嗽

半夜醒来咳嗽

早上咳嗽加重

三、孩子得了过敏性咳嗽该怎么办？

1. 应停止应用抗生素或抗病毒药物，查找过敏原，避免接触环境中易导致过敏的物质。

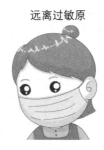

远离过敏原

2. 在医生的指导下使用局部吸入性药物或口服抗过敏类药物进行治疗。

遵医嘱用药

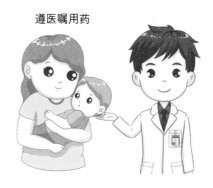

3. 增加空气湿度　对于干咳严重的，可使用加湿器增加空气湿度来缓解症状。

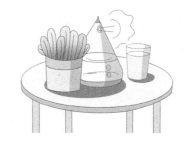

四、什么情况下需要及时就医？

反复咳嗽大于 8 周，症状无明显缓解，要及时就医。

孩子咳嗽8周了，怎么还没见好？

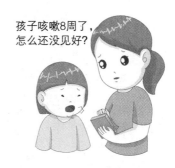

五、如何预防孩子过敏性咳嗽的发生？

1. 保持室内通风、干燥和清洁。

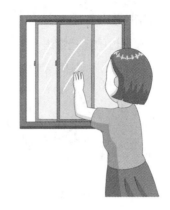

鸡蛋过敏

鱼过敏

花生过敏

过敏食物

海鲜过敏

辣椒过敏

牛奶过敏

2. 避免食用辛辣刺激和明确过敏的食物。未明确过敏原时建议避免接触海鲜、蛋、奶、花生等容易引起过敏症状的食物。

适当休息

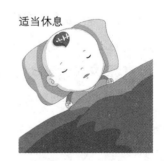

3. 咳嗽发作时适当休息，避免剧烈运动引起咳嗽加重。

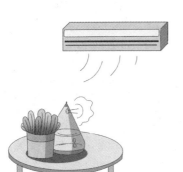

4. 保持室内适宜的温、湿度。

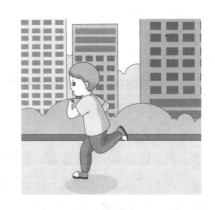

5. 锻炼身体，提高身体素质。

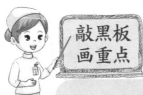

1. 过敏性咳嗽并不传染，但可诱发变异性哮喘。

2. 过敏性咳嗽要及早诊断，积极进行治疗。

3. 通过切断过敏原，在医生的指导下合理用药，增强体质，可以有效地预防过敏性咳嗽的发作。

（杨志丽）

第五节
婴儿湿疹
——要"祛湿"吗？

小宝妈妈发现 5 个月的小宝脸上长了好多小红点，奶奶说："是湿疹吧，这可得去去湿气，屋里不能太湿。"2 周以后，小宝的红点越来越多，小宝妈妈带小宝到医院，医生开了激素软膏外涂。回家后，家里人一听要用激素，马上阻止。小宝爷爷说："孩子这么小，怎么能用激素呢，听人家说中药泡浴治疗湿疹效果很好"。于是小宝妈妈找到了当地一家小有名气的洗灸堂，半个多月先后 4 次给孩子用中药进行泡浴。然而孩子的湿疹不但没有见好，反而红点越来越多、越来越大，最后全身长满了脓包，开始溃烂。

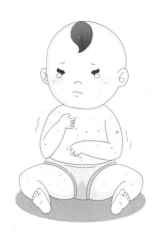

协和护士小课堂

什么是婴儿湿疹？

　　婴儿湿疹，是特应性皮炎在婴儿期的表现形式，是 2 岁以内的婴儿最常见的皮肤问题。婴儿湿疹是一种慢性、反复发作的炎症性皮肤病，好发于面颊部、额部和头皮，严重时会逐渐发展至躯干部和四肢伸侧。

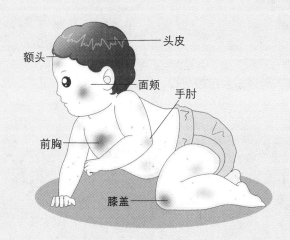

额头　　　　　　　　　　头皮

面颊　　手肘

前胸

膝盖

第五节　婴儿湿疹——要"祛湿"吗？

141

一、孩子为什么会得湿疹？

婴儿湿疹的病因是多样的，目前认为可能与以下因素有关：

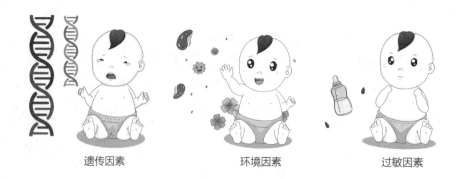

遗传因素　　　　　　　环境因素　　　　　　　过敏因素

以上因素导致皮肤屏障受损。

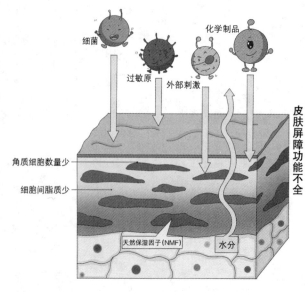

皮肤屏障受损

二、孩子湿疹有哪些表现？

患有湿疹的婴儿最早表现为皮肤粗糙发红，然后出现皮疹、脱屑，严重者还会伴有渗出、结痂等表现。婴儿湿疹的特点是：同一时期可出现不同类型的皮肤损害，一般呈对称性，伴有瘙痒且容易反复发作。

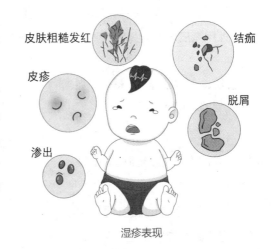

皮肤粗糙发红

结痂

皮疹

脱屑

渗出

湿疹表现

三、孩子得了湿疹该怎么办？

轻度的湿疹可选择适宜的润肤剂修复受损皮肤，具体方法如下图：

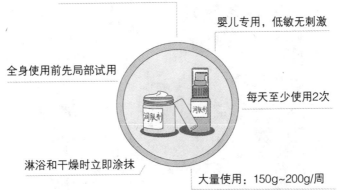

含油量多如霜剂或膏剂

婴儿专用，低敏无刺激

全身使用前先局部试用

每天至少使用2次

淋浴和干燥时立即涂抹

大量使用：150g~200g/周

四、什么情况下需要及时就医

中度及中度以上存在渗出的湿疹应在医生的指导下合理使用药物治疗。

外用糖皮质激素是治疗湿疹的一线用药，不可以自行停药或调药。

五、如何预防孩子湿疹的发生和复发？

预防湿疹发生和复发最根本的措施是避免皮肤屏障被破坏！

1. 维持适宜的居室温、湿度　室温最好控制在 20~24℃，湿度最好控制在 40%~60%。

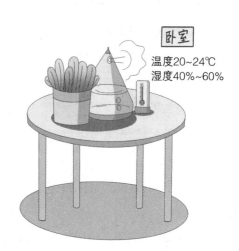

卧室

温度20~24℃
湿度40%~60%

2. 远离明确的过敏原。

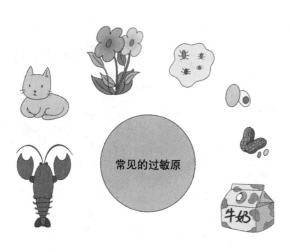

常见的过敏原

牛奶

3. 使用低敏、无刺激的清洁用品　婴儿肌肤薄嫩，容易受到刺激与伤害，建议使用温和的沐浴产品，不需每天使用，如无明显的脏污可用清水清洁。

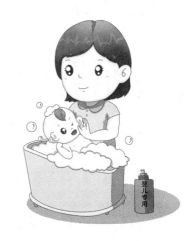

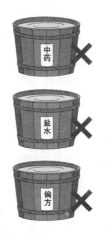

4. 避免使用刺激皮肤的偏方沐浴　勿私自使用中药水、盐水等偏方，避免加重对宝宝皮肤的刺激。

5. 坚持每天使用润肤剂，沐浴后和皮肤干燥时立即使用，注意对湿疹宝宝要做到："洗不能过度、润不能不足！"也就是说要大剂量涂抹，使皮肤看上去油亮亮的。

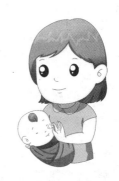

1. 为避免发生湿疹或湿疹复发，应远离刺激，避免皮肤屏障被破坏。

2. 选择适宜的润肤剂，充分润肤，维持正常的皮肤屏障功能。

3. 严重的湿疹应在医生的指导下合理使用药物进行控制，切勿自行停药或者调药。

（李杨）

第六节

胃食管反流

——不可小觑的吐奶

小花已经 3 个月了，可每次吃完奶后都会吐出一大口，有时候还会从嘴里喷出来。爷爷总是说"小孩子胃浅，吐奶是正常的"，可妈妈总是揪着心。这两天妈妈发现小花不好好吃奶，总是吃点就不再吃了，特别是体重也不再增长。这下可急坏了妈妈，赶紧带着小花去了医院。医生诊断为胃食管反流。

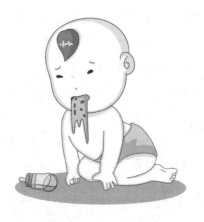

协和护士小课堂

什么是胃食管反流？

人体的胃与食管连接的部位有一圈肌肉，叫作食管下括约肌。当食物进入胃部，括约肌收缩，胃和食管间的通道就会关闭。如果括约肌不能在食物进入胃部后及时收缩关闭通道，就会导致胃内食物和消化液等反流到食管内，这就是胃食管反流。胃食管反流可分为生理性反流和病理性反流。

一、孩子为什么会发生胃食管反流的？

胃食管反流的发生是由于食管下括约肌松弛导致的。

1. 生理性胃食管反流极其常见，尤其是早产宝宝。宝宝躺着时，胃部处于水平位置，导致食管下括约肌一过性松弛，出现溢奶。或者由于宝宝哭闹、吃奶时同时吞进大量空气，食管下括约肌反射性松弛，出现吐奶，所以反流往往发生在喂奶时或喂奶后。胃食管反流通常在1岁前自行好转。

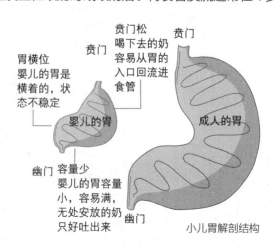

小儿胃解剖结构

- 胃横位
  婴儿的胃是横着的，状态不稳定
- 贲门
- 贲门松
  喝下去的奶容易从胃的入口回流进食管
- 贲门
- 婴儿的胃
- 成人的胃
- 幽门
  容量少
  婴儿的胃容量小，容易满，无处安放的奶只好吐出来
- 幽门

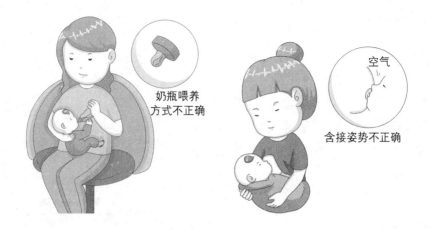

奶瓶喂养方式不正确

空气

含接姿势不正确

2. 病理性胃食管反流　也叫作胃食管反流病，是由于胃和食管存在结构异常，导致括约肌不能正常收缩，通常症状较重，需要及时就医用药。

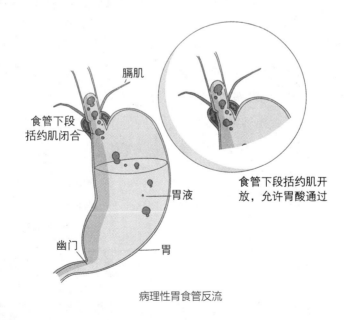

膈肌

食管下段括约肌闭合

胃液

幽门

胃

食管下段括约肌开放，允许胃酸通过

病理性胃食管反流

二、孩子胃食管反流有哪些表现？

1. 生理性胃食管反流可出现溢奶、吐奶，有的宝宝由于胃里的食物只反流到食管或喉咙后部，虽然没有表现为吐奶，但这种情况更具危险性，称为隐匿性反流。

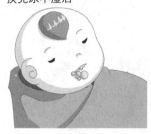

溢奶，出现在刚刚吃完奶后、换完尿不湿后

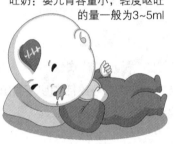

吐奶：婴儿胃容量小，轻度呕吐的量一般为3~5ml

2. 病理性胃食管反流　多为喷射性呕吐，吐出的奶量较多，且呕吐持续时间长，婴儿会出现喂养困难、体重不增、营养不良。频繁反流会导致食管炎，严重者会发生食管糜烂或溃疡，出现呕血及便血，导致缺铁性贫血。

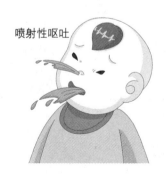

喷射性呕吐

三、孩子得了胃食管反流该怎么办？

1. 体位治疗

（1）竖抱拍嗝： 宝宝吃奶后，家长可以竖抱 20~30 分钟，减少食物反流的可能性。

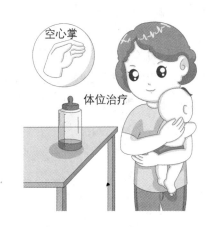

空心掌

体位治疗

（2）宝宝取仰卧位，头偏向一侧： 仰卧时食管在气管下方，通过食管反流的液体可以通过吞咽再次进入胃部或者咳出；如果是俯卧位或者侧卧位，食管在气管的上方或者同一方向，那么反流的液体进入气管的风险会很大。

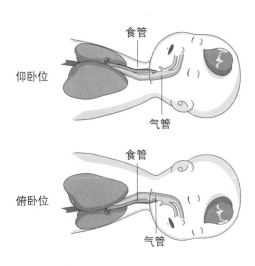

食管

仰卧位

气管

食管

俯卧位

气管

2. 饮食疗法

（1）少食多餐：每次喂奶量适当减少，增加喂奶次数，可2.5~3小时喂1次。

少食多餐，每2~3h喂一次

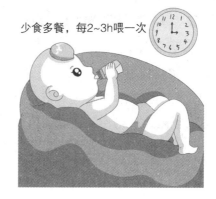

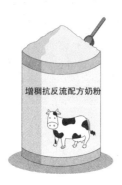

（2）增加喂养食物的黏稠度：在医生的指导下使用增稠抗反流配方奶粉；添加辅食后可增加稠厚糊状饮食。

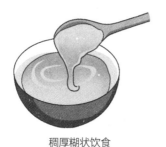

稠厚糊状饮食

3. 药物治疗　胃食管反流病需要遵医嘱使用胃肠动力药、抗酸药等。

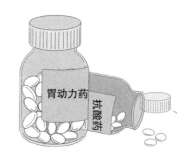

四、如何预防孩子胃食管反流发生？

1. 有效识别宝宝饥饿信号，及时喂奶，避免喂奶前长时间哭闹。

婴儿饥饿表现

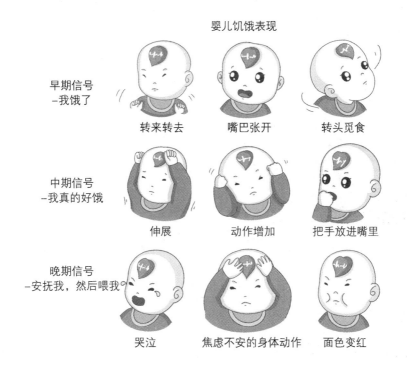

早期信号
–我饿了

转来转去　　嘴巴张开　　转头觅食

中期信号
–我真的好饿

伸展　　动作增加　　把手放进嘴里

晚期信号
–安抚我，然后喂我

哭泣　　焦虑不安的身体动作　　面色变红

2. 母乳喂养时需要掌握正确的含接姿势；奶瓶喂养时，让奶液充满奶嘴，减少空气的摄入，或选择有防胀气功能的奶瓶和适当孔径的奶嘴。

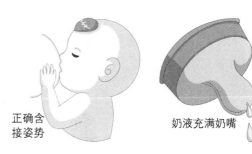

正确含接姿势　　奶液充满奶嘴

3. 喂养过程中及时拍嗝　母乳喂养的宝宝可以在换边时拍嗝，奶瓶喂养的宝宝适时停止喂奶进行拍嗝。

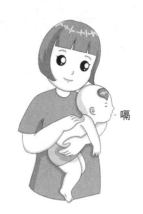

嗝

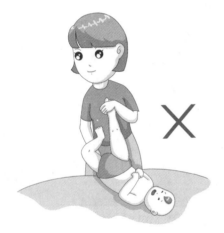

4. 喂奶后避免大幅度移动宝宝身体（更换尿裤）或剧烈活动。

5. 观察宝宝吃奶后的表现　注意有无恶心、不舒服、哭闹等情况，警惕隐匿性反流的发生。

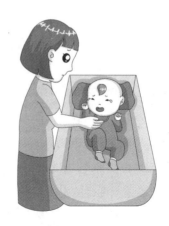

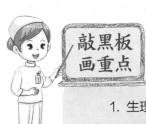

敲黑板
画重点

　　1. 生理性反流多数小儿可自行缓解。

　　2. 避免喂奶前长时间哭闹、掌握正确含接乳头的姿势、奶瓶喂养时减少气体的摄入、更换尿裤后再喂奶等方法可有效预防胃食管反流的发生。

　　3. 注意加强喂奶后的观察，警惕隐匿性反流的发生。

（王亚静）

第七节
肠套叠
——解开腹中"九连环"的奥秘

"哇哇哇……"宝宝又在撕心裂肺的哭闹。身体一会儿蜷缩着，一会儿打挺儿，怎么都不能安抚。妈妈赶忙问爸爸怎么办。"吃奶好么？还有其他症状？"爸爸关切地问道。"不好好吃奶，每次也吃不了 10ml，吃多了还会吐。肚子上摸着好像还有个包。"妈妈回答道。爸爸决定赶紧去医院，医生诊断为肠套叠。

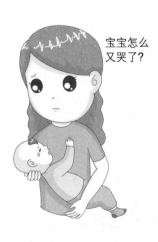

宝宝怎么
又哭了？

协和护士 小课堂

什么是肠套叠？

肠套叠顾名思义是一段肠管钻进邻近的肠管内，被卡住了出不来，4个月到10个月是肠套叠好发的年龄段，男孩比女孩发病率高。任何一段肠管都有可能发生肠套叠，最常见的是小肠嵌进大肠里。

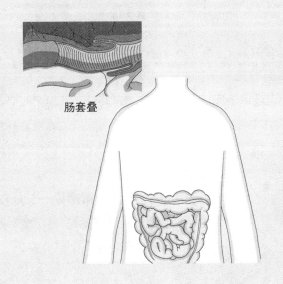

肠套叠

一、孩子为什么会发生肠套叠？

1. 辅食刺激　添加辅食过程中食物性质变化过快，比如从泥状食物直接转到固体食物，宝宝肠道不能立即适应食物改变的刺激，导致肠蠕动异常。

由稀到稠

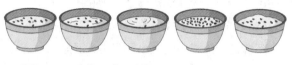

米汤 ➡ 米糊 ➡ 稀饭 ➡ 稠饭 ➡ 软饭

辅食添加顺序

2. 气温改变　季节交替、早晚温差变化大容易引起肠道蠕动紊乱。

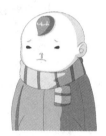

气温变化大

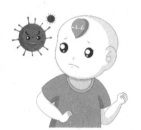

3. 病毒感染　三分之一的肠套叠患儿发病前有过病毒感染，比如上呼吸道感染、中耳炎等。

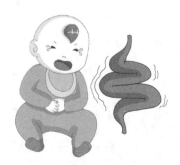

4. 肠道疾病　肠道本身存在疾病，如痉挛性肠梗阻。

二、肠套叠有哪些表现？

1. 阵发性腹痛和哭闹 突然发作的腹痛导致宝宝剧烈哭闹且不能安抚，脸色苍白，拒绝进食。当腹痛缓解时，宝宝全身松弛，可安静入睡。间隔数十分钟后腹痛会再次发作。

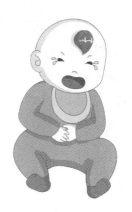

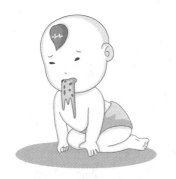

2. 呕吐 腹痛后发作，进食后呕吐更明显。初期呕吐物为消化或尚未消化的乳汁或食物残渣，后期严重者可为胆汁或粪便样的液体。

3. 便血 肠套叠发生 8~12 小时后可有暗红色血便和果酱样便（大便里混有血液和黏液）。

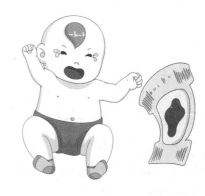

4. 腹部肿块 发病早期可触摸到形似"腊肠"样的包块，但随着时间延长，出现肠坏死或腹膜炎时就不容易摸到包块。

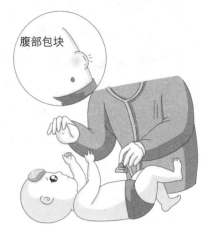

腹部包块

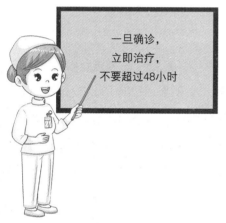

一旦确诊，
立即治疗，
不要超过48小时

三、孩子得了肠套叠该怎么办？

1. 及时就医 肠套叠一旦确诊，应该立即治疗，若超过48小时，肠管血液循环就会受阻，可能发生肠坏死，威胁生命。

2. 禁食 进食会增加肠蠕动，加重肠套叠。

3. 警惕复发 约有10%的宝宝在灌肠复位后会复发，家长需要识别复发"先兆"症状，及时就医。

四、如何预防孩子肠套叠发生？

1. 科学合理喂养　不要让孩子暴饮暴食，添加辅食要循序渐进。

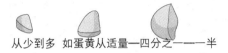

从少到多　如蛋黄从适量—四分之一——半

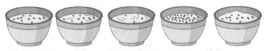

从稀到稠　如米汤—米糊—稀粥—稠粥—软饭

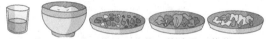

从细到粗　如菜汁—菜泥—碎菜—菜叶子—菜茎

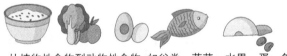

从植物性食物到动物性食物　如谷类—蔬菜、水果—蛋—鱼、肉、肝、豆

辅食添加

2. 根据气温变化及时增减衣物，防止婴儿腹部受凉。

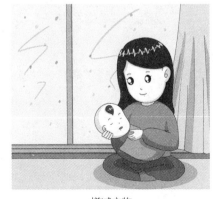

增减衣物

3. 注重体育锻炼，增强抵抗力，避免病毒感染。

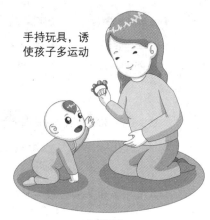

手持玩具，诱使孩子多运动

多运动

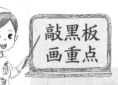

1. 肠套叠主要由于肠道蠕动紊乱导致。

2. 家长应注意规律、有序添加辅食；根据温度变化及时增减衣物，防止腹部受凉；增强抵抗力，减少病毒感染，避免肠套叠的发生。

（王亚静）

第八节

小儿龋齿

——保卫最坚固的"城墙"，从小做起

小飞特别喜欢吃甜食，妈妈说吃多了会长虫牙。小飞想，牙那么硬，怎么可能有虫子呢？前阵子小飞舅舅从国外回来，带了好多小飞从来没见过的糖果和零食，小飞经常晚上睡觉时藏在被窝里偷偷吃掉，吃完了也不刷牙。终于有一天，小飞在咬东西的时候觉得牙可疼可疼了，哭着让妈妈看，妈妈发现小飞左右两边的后槽牙已经都变黑了，还出现了一个大洞。

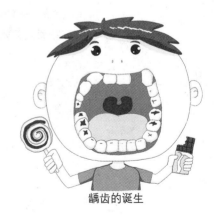

龋齿的诞生

协和护士 小课堂

什么是龋齿？

龋齿，也就是俗称的"虫牙""蛀牙"，主要由细菌引起，在多种因素的作用下，牙体的硬组织逐渐遭到破坏。若治疗不及时，可形成龋洞，最终导致牙冠完全破坏消失。

一、孩子为什么会得龋齿？

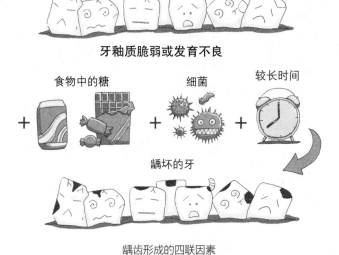

牙釉质脆弱或发育不良

食物中的糖 ＋ 细菌 ＋ 较长时间

龋坏的牙

龋齿形成的四联因素

二、龋齿会有哪些表现？

1. 浅龋　局限于釉质，呈黄褐色或浅洞，孩子没有不适感。

2. 中龋　龋坏达牙本质浅层，有明显龋洞，对冷、热、甜、酸和食物嵌入等有疼痛反应。

3. 深龋　龋坏达牙本质深层，甚至到达牙髓。一般表现为大而深的龋洞，疼痛更重，并有腐败难闻的臭气。严重者只留下残余的牙根。

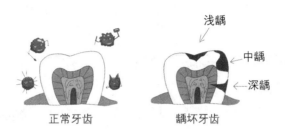

正常牙齿　　　　　龋坏牙齿

不同龋坏程度的表现

三、孩子得了龋齿该怎么办？

1. 药物治疗　适用于浅龋，可抑制龋齿发展，但不能恢复牙齿外观。小儿常用的药物包括氟化钠溶液、氟化亚锡、氟磷酸盐溶液、含氟凝胶、含氟涂料等进行局部涂抹。

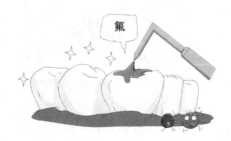

2. 填充治疗 是龋齿治疗的临床常用方法。医生把孩子牙齿上的龋坏组织去除干净后用牙科材料填充，恢复牙体外形和功能，防止龋坏进一步发展。

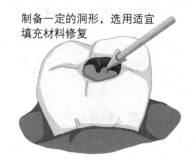

制备一定的洞形，选用适宜填充材料修复

四、如何预防孩子龋齿的发生？

有句俗话说得好："牙疼不是病，疼起来要人命。"孩子出现牙痛了，家长多么揪心！谈到预防龋齿，其实就是避免或减少致龋四因素的联合作用。

1. 饮食管理 避免孩子摄取过多甜食。平衡膳食有助于孩子的牙齿健康，经常吃不同类食物，如水果、乳制品、谷物、蔬菜、肉、蛋类等富含维生素、钙、磷、氟的食物。

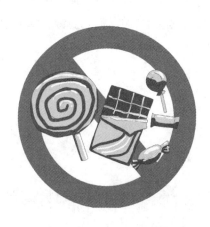

2. 掌握正确的刷牙方法。

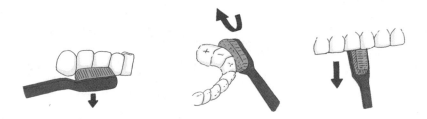

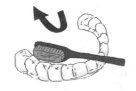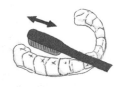

孩子要用儿童刷，四十五度最优秀。
上牙从上往下刷，下牙从下往上刷。
里里外外刷仔细，顺着牙缝不落下。
咬合面，来回刷，刷牙用力要适中。
一次专心刷一颗，每个地方五六下。
早晚各刷三分钟，吃完东西勤漱口。
形成习惯要坚持，牙齿洁白人人夸。

另外要注意：

（1）乳牙一旦萌出，家长就应使用纱布为孩子清洗牙面，睡着时最好停止喂哺，不要让孩子含着奶嘴睡觉。

前后左右轻擦到位哟

清洗牙面

（2）1~2岁选择白开水刷牙；2岁以后开始用牙膏刷牙。

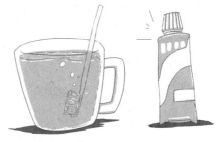

1~2岁用白开水刷牙　　2岁后用牙膏刷牙

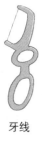

牙线

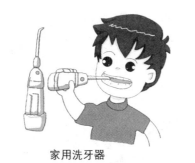

家用洗牙器

清理牙缝

（3）大龄儿童在可耐受的情况下可使用牙线或家用洗牙器，协助清理牙缝中的食物残渣。

3. 窝沟封闭　是一种预防性填充方法，采用密封材料对乳牙或恒牙的磨牙进行选择性窝沟裂隙的填充封闭，阻挡细菌侵蚀，可以降低龋齿发生率。

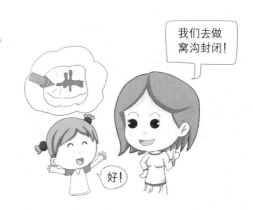

我们去做窝沟封闭！

好！

4. 氟化物涂层　对于学龄前期儿童可以使用含氟的涂料、凝胶或者泡沫涂抹在整个牙面，预防龋坏，约 3~6 个月涂抹一次。

5. 定期检查孩子的口腔，早期发现龋齿，尽早治疗。

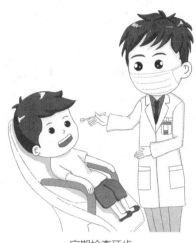

定期检查牙齿

6. 若孩子因为牙齿不齐等导致食物残渣难以清除，增加龋齿发生的可能，应当及时拔出滞留乳牙、矫正错位牙、修复缺失牙。

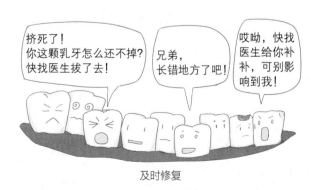

及时修复

1. 预防大于一切，尤其是孩子，无论是乳牙还是恒牙，都有可能发生龋齿，家长们不能掉以轻心。

2. 减少糖摄入、正确刷牙、进行窝沟封闭、定期检查，让龋齿不再发生，发生后及早治疗。

3. 家长们要起到榜样作用，注意言传身教，可以每次带着孩子一起比一比谁刷牙能够坚持到 3 分钟，并且刷得更干净哦！

（邹垚）

第九节

中耳炎

——炎症也会逆耳行

故事
情境

　　宝妈发现小宝这两天总是哭闹，不爱吃东西，还有意无意地抓自己的小耳朵。趁小宝睡觉的时候，宝妈拿手电筒一照，发现小宝耳朵里有黄黄的液体渗出，宝妈赶紧带小宝去了医院。经过医生诊断，小宝得了急性中耳炎。宝妈很纳闷，这两天没给小宝洗澡啊！怎么会得中耳炎呢？

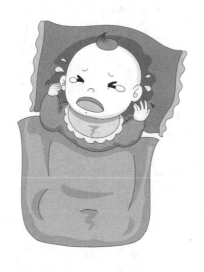

协和 护士 小课堂

什么是中耳炎?

中耳炎分为急性中耳炎、分泌性中耳炎和慢性化脓性中耳炎。儿童常发生的是急性中耳炎,是由细菌和/或病毒等病原体经咽鼓管直接进入鼓室引起中耳腔黏膜的感染,通常继发于上呼吸道感染。

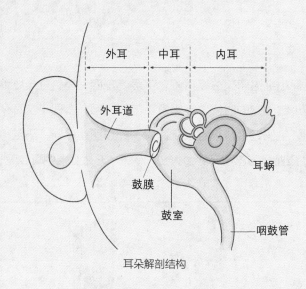

外耳　中耳　内耳

外耳道

耳蜗

鼓膜

鼓室

咽鼓管

耳朵解剖结构

一、孩子为什么会得中耳炎？

1. 呛水或呛奶　水或奶通过鼻咽部经咽鼓管侵入鼓室，积蓄于中耳内，引发中耳炎。

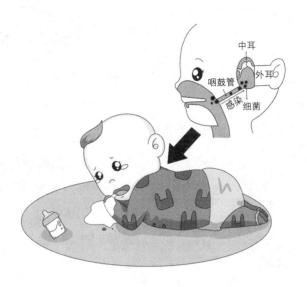

2. 继发于上呼吸道感染　鼻咽部的细菌和病毒通过咽鼓管侵犯中耳，引发中耳炎。

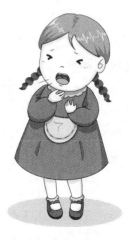

3. 错误的擤鼻涕方式　鼻涕中含有大量的病毒和细菌，如果双侧鼻孔一起擤，压力迫使鼻涕向鼻后孔挤出，到达咽鼓管，引发中耳炎。

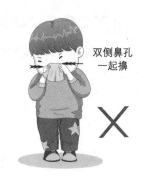

双侧鼻孔一起擤

高负荷用耳

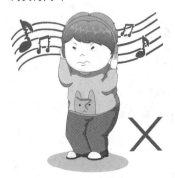

4. 高负荷用耳　长时间听音乐分贝过高，或佩戴耳机时间过久等高负荷用耳行为，可能会对耳朵造成组织性的损伤，引发中耳炎。

5. 二手烟环境　香烟中的有害物质易吸附在小儿的鼻黏膜上，刺激鼻腔通道和中耳腔的内膜，引发中耳炎。

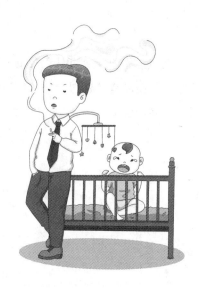

6. 儿童咽鼓管结构特殊　由于 6 岁以下的儿童咽鼓管位置比较低、平，而且管腔短、粗，所以发生呛水、呛奶或上呼吸道感染时更容易诱发中耳炎。日常生活中宝宝游泳或洗澡时耳朵进水，如果不及时清理，可能会引起外耳道炎。

为什么孩子容易得中耳炎

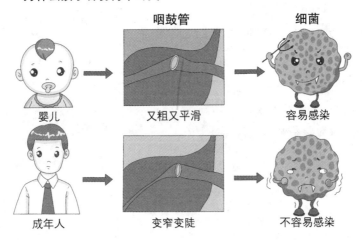

婴幼儿咽鼓管与成人咽鼓管的区别

二、中耳炎有哪些表现？

1. 耳痛　耳深部锐痛或刺痛，甚至引起同侧额部、颞部及牙齿疼痛。宝宝会由于耳痛而出现难以安抚的剧烈哭闹。

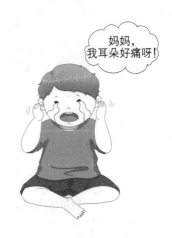

妈妈，
我耳朵好痛呀！

2. 分泌物增多 初始为血性分泌物，之后为白色或黄色黏稠脓性分泌物。

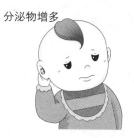
分泌物增多

3. 听力减退 病程初期耳闷、耳鸣、听力下降，表现为宝宝对声音刺激不敏感。

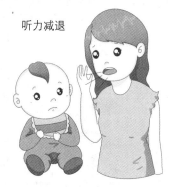
听力减退

4. 全身症状 除了耳部不适外，还会有厌食、发热、烦躁或倦怠等全身症状。

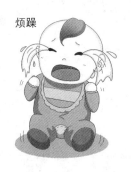
烦躁

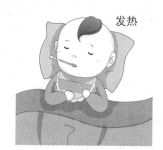
发热

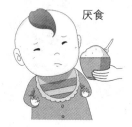
厌食

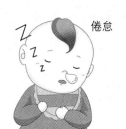
倦怠

三、孩子得了中耳炎怎么办呢？

1. 饮食管理　给予孩子清淡、易消化的流食或者半流食，如牛奶、面皮、米汤、豆浆、果汁等食物，减少孩子的咀嚼，减轻耳部疼痛。

饮食管理

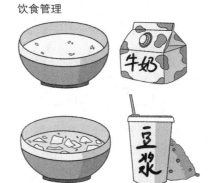

玩游戏

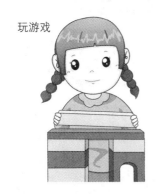

2. 情绪调节　孩子烦躁时，可以让孩子适量看电视或者做游戏，转移注意力。

3. 疼痛管理　遵医嘱可局部使用滴耳剂抗炎止痛，也可以口服布洛芬或对乙酰氨基酚缓解疼痛。

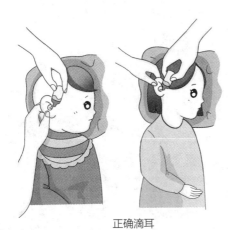

正确滴耳

让孩子取坐位或卧位姿势，患耳朝上，将耳郭向后上方轻轻牵拉（婴幼儿向后下方牵拉），向耳道内滴入药液 3~4 滴，患耳朝上侧卧 3~5 分钟以使药物与患处最大程度接触。注意滴耳药液应尽可能与体温接近，以免引起眩晕。

四、如何预防孩子中耳炎？

1. 宝宝洗澡或游泳时注意避免呛水。

2. 喂养时把宝宝抱起来呈斜位吸吮奶汁，哺乳后轻拍宝宝背部，避免呛奶。

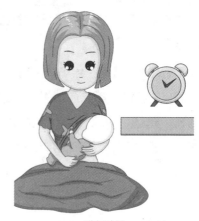

避免呛奶

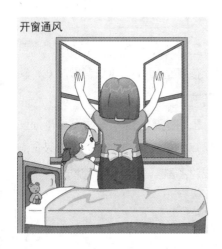

开窗通风

3. 保持环境清洁、舒适，室内空气清新、流通，尽可能少去人群密集的场所，避免上呼吸道感染。

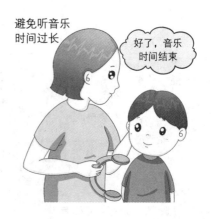

避免听音乐时间过长

好了，音乐时间结束

4. 宝宝听音乐时避免声音过大，时间最好不超过 60 分钟。

5. 家庭中有吸烟者，嘱其戒烟
或避免在家中吸烟。

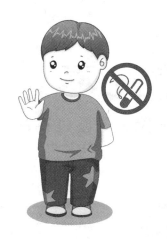

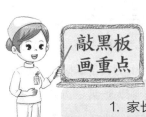

敲黑板
画重点

　　1. 家长在居家护理时避免孩子呛水或呛奶等引起中耳炎的高危因素，预防中耳炎的发生。

　　2. 家长发现孩子出现耳痛，听力下降，耳部分泌物增多等异常表现时，及时就诊。

　　3. 必要时遵医嘱正确使用滴耳剂，缓解疼痛，控制炎症。

（韩瑞）

第十节
屈光不正
——除了近视还有啥？

这个暑假小明在家里开心得不得了。由于爸妈忙于工作，小明经常一人在家看电视或打游戏。开学后小明越来越觉得要想完全看清楚黑板上的字很困难，还总是觉得眼睛特别酸，胀胀的。妈妈带小明去了医院。经过一系列的检查和散瞳验光，小明的眼睛问题被医生诊断为近视。近视是儿童屈光不正中的一种类型。戴上了医院为他配制的眼镜，小明就能看清黑板上的字了。

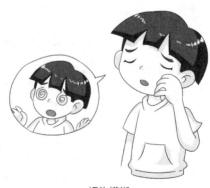

视物模糊

协和护士小课堂

什么是屈光不正？

大家能够看清物体，是通过我们眼睛的屈光系统，使物体刚好落在视网膜上成像，然后分辨颜色、大小和位置。如果屈光系统出了问题就会造成屈光不正，从而导致视物不清，影响我们对物体的分辨。屈光不正包括远视、近视和散光，其中 90% 为近视。当眼睛放松时，平行光线聚焦在视网膜上的状态称为正视。聚焦在视网膜后称为远视，聚焦在视网膜前称为近视，视网膜附近有多个图像称为散光。

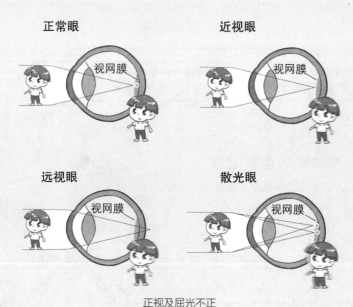

正视及屈光不正

一、孩子为什么会出现屈光不正？

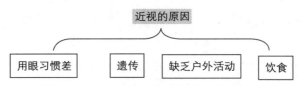

```
                    近视的原因
    ┌───────────┬──────┬────────────┬──────┐
  用眼习惯差      遗传      缺乏户外活动      饮食
```

正常情况下，人体在刚出生时由于眼球小，一般都是处于远视状态，随着身体的成长，眼球逐渐发育、拉长，眼睛出现正视化。

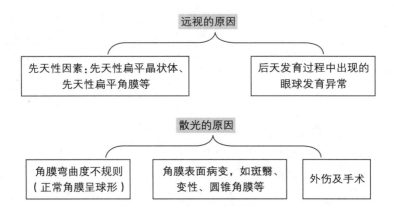

```
                    远视的原因
    ┌─────────────────────┬─────────────────────┐
  先天性因素：先天性扁平晶状体、        后天发育过程中出现的
  先天性扁平角膜等                    眼球发育异常
```

```
                    散光的原因
    ┌──────────────┬──────────────┬──────────┐
  角膜弯曲度不规则        角膜表面病变，如斑翳、      外伤及手术
  （正常角膜呈球形）      变性、圆锥角膜等
```

1. 不健康的用眼习惯

阅读距离过近、灯光昏暗、长时间使用电子产品均会导致近视。

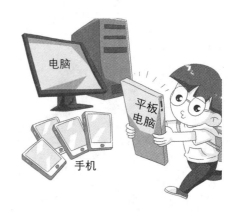

2. 遗传因素　父母高度近视，孩子发生近视的比例就高，度数也高。

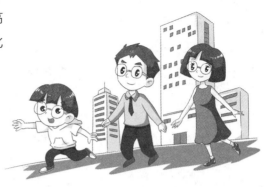

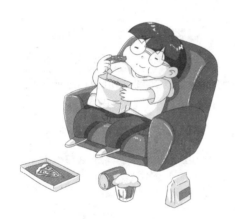

3. 缺乏户外活动　增加户外运动，多看向远处，放松睫状肌。

4. 维生素 B 缺乏　青少年缺乏维生素 B 会使眼球内膜弹性降低，引发神经炎和近视。

多吃我有利于提高巩膜硬度，预防近视哦！

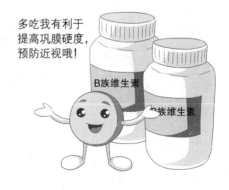

B族维生素

B族维生素

二、屈光不正会有哪些表现?

1. 近视 表现为看得清近处,但看不清远处。孩子喜欢眯着眼睛或歪着脑袋看东西。

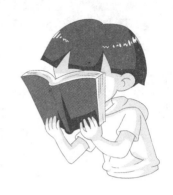

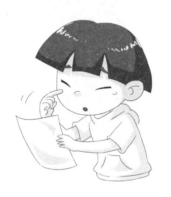

2. 远视 表现为视远和视近均不清楚,视物易疲劳。在长时间写字、阅读、看电视时,会觉得眼睑沉重、双眼干涩,以及眼球发酸、发胀、疼痛等,甚至出现视物模糊、头昏、头胀、头痛等。孩子会因视近不适而厌学,注意力不集中。

3. 散光 轻度散光可无症状,高度散光会出现视物变形。孩子看东西时会出现虚影。

你会分身?

是你散光吧……

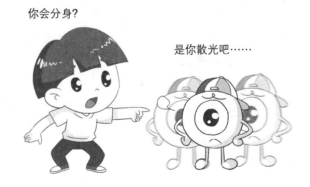

第二章 儿童常见疾病护理

三、如何预防孩子发生屈光不正？

1. 培养良好的用眼习惯，减少使用电子产品的时间。

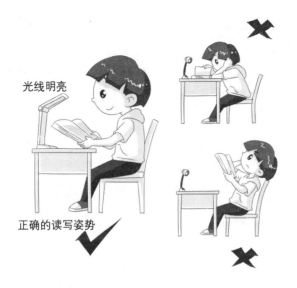

光线明亮

正确的读写姿势

2. 增加户外活动时间。

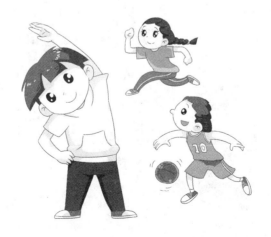

185

3. 保证均衡的营养，多食用维生素 B 含量高的食物，比如玉米、橙汁、枸杞等。

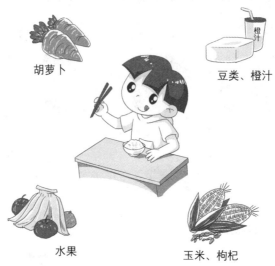

胡萝卜

豆类、橙汁

水果

玉米、枸杞

4. 定期检查视力。

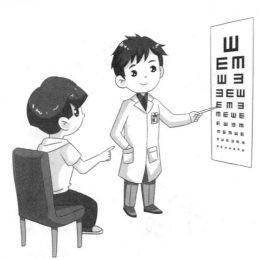

四、如何控制或缓解屈光不正？

近视如果控制不当会出现视网膜疾病和眼底黄斑等多种并发症；远视不及时矫正会导致儿童弱视和斜视。家长应密切关注孩子用眼习惯，及时发现异常，早诊断、早矫正。

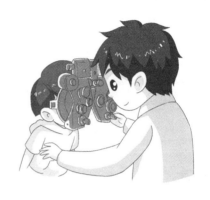

1. 散瞳验光　通过散瞳可以确诊屈光不正的类型，获得准确的屈光度数。

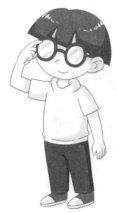

佩戴光学镜片

2. 佩戴光学镜片　由于儿童眼球发育不够成熟，屈光度数不稳定，所以不建议儿童做屈光手术。为了避免眼部感染，造成角膜溃疡或穿孔等严重并发症，所以不建议儿童佩戴角膜接触镜（隐形眼镜）。建议儿童发生屈光不正时佩戴光学镜片进行矫正。

3. 定期调整眼镜

度数　建议每半年验光一次，根据屈光度数的变化及时调整眼镜的度数。

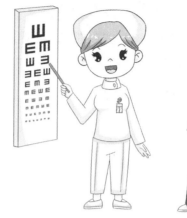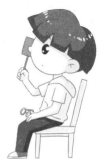

定期验光

敲黑板
画重点

1. 日常生活中培养孩子养成良好的用眼习惯是预防孩子屈光不正的关键。

2. 关注孩子视物易疲劳、视物模糊等表现，早发现、早就医、早治疗。

3. 建议到正规的医院进行专业的散瞳验光，在医生的指导下规范治疗，避免出现严重并发症。

（韩瑞）

第十一节

过敏性紫癜

——是因为过敏吗？

　　六岁的童童两个星期前感冒了，最近感冒症状好多了，妈妈却发现童童的双腿上有红色的皮疹，妈妈想童童是不是过敏了，于是去药店买了药膏给童童涂。就这样持续了几天，童童皮疹不但没好还增多了，总说自己肚子不舒服，并且走路时还会腿疼。妈妈带童童去医院，医生说童童是得了过敏性紫癜。

协和 护士 小课堂
什么是过敏性紫癜？

过敏性紫癜是一种以全身小血管炎症为主的变态反应性疾病，是一种侵犯皮肤和其他器官细小动脉和毛细血管的血管炎，简单说就是由于一些因素，身体承受不了了，自己身体内部的血管发出抗议，变脆了，血液可以往外渗，表现在皮肤就是那些"紫癜"。它是儿童时期最常见的一种血管炎，多发于学龄期儿童，常见发病年龄为 7~14 岁，1 周岁以内婴儿少见。

一、孩子为什么会得过敏性紫癜？

过敏性紫癜病因尚不明确，目前认为与各种致敏因素如感染、食物、药物等有关。

1. 感染因素 与细菌或病毒引起的感冒、发热、气管炎、扁桃体炎等有关。约半数患儿发病前 1~3 周有上呼吸道感染史。

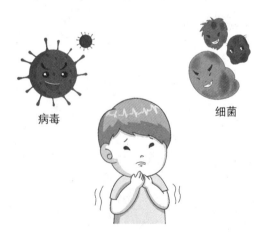

病毒

细菌

2. 食物因素 如
乳类、蛋类、鱼虾、蟹、蛤均可诱发过敏性紫癜。

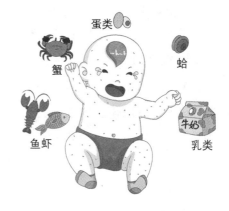

药物因素
氯霉素
链霉素
异烟肼
氨基比林
阿司匹林
磺胺类药品

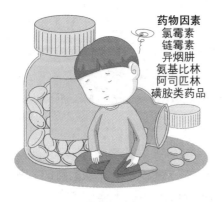

3. 药物因素 如
氯霉素、链霉素、异烟肼、氨基比林、阿司匹林、磺胺类药品。

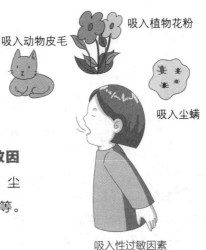

4. 吸入性过敏因
素 吸入植物花粉、尘螨、柳絮、动物皮毛等。

吸入性过敏因素

二、过敏性紫癜的主要表现有哪些？

1. 上呼吸道感染 在疾病发作前的 1~3 周，通常有上呼吸道感染史。

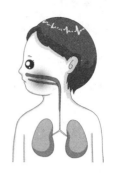

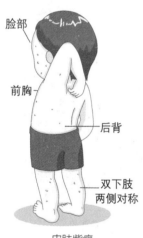

脸部

前胸

后背

双下肢两侧对称

皮肤紫癜

2. 皮肤表现 反复出现的皮肤紫癜是过敏性紫癜的特征表现。

（1）皮疹大小 3~5mm 不等，形态为针尖样到绿豆样，甚至到黄豆大小。

（2）皮疹多出现在负重部位如双下肢远端、脚踝部，呈对称分布，其次为臀部，严重者可出现在前胸、后背、脸部。

（3）皮疹开始为鲜红色，随时间推移可逐渐变为暗红色，最后呈棕色消退。压之不褪色，4~6 周后自行消退。

3. 关节症状 膝、踝、肘、腕、手指关节有明显的疼痛、肿胀，甚至积液，以下肢关节为主。

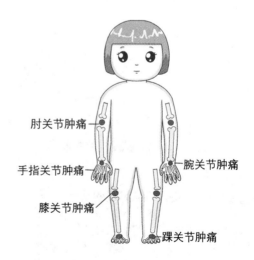

肘关节肿痛

手指关节肿痛

腕关节肿痛

膝关节肿痛

踝关节肿痛

4. 消化道症状 一多半的患儿会有腹痛，有的患儿可伴有呕吐、血便。

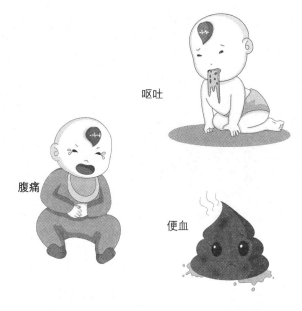

呕吐

腹痛

便血

5. 肾损害 30%~60%的患儿可出现肾损害，表现为血尿、蛋白尿等。

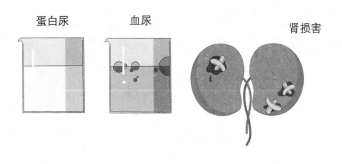

蛋白尿　　血尿　　　　　　肾损害

三、得了过敏性紫癜怎么办？

1. 积极寻找病因,避免过敏原。

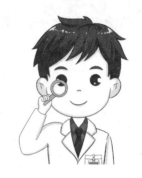

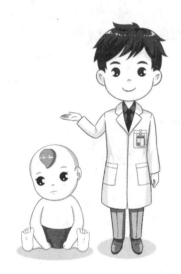

2. 在医生的指导下用药治疗　不随意停药、增减药量。病情较轻患儿以对症治疗为主,有消化道、肾脏损害者使用糖皮质激素、免疫抑制剂治疗。

3. 避免刺激性食物或易引起过敏的食物,轻度腹痛患儿可进食少量易消化饮食,严重者需禁食。

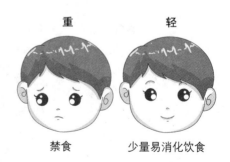

重　　　　　　　轻

禁食　　　　少量易消化饮食

4. 注意休息，避免做剧烈运动，避免过度疲劳。

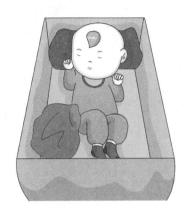

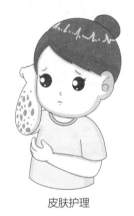

皮肤护理

5. 注意皮肤清洁，少摩擦、少碰触紫癜的皮肤部位。

四、如何预防孩子过敏性紫癜的发生？

过敏性紫癜是一个自限性疾病，大部分均可痊愈，但一年内复发率为30%~40%，预防尤为重要。

注意
复发率30%~40%
重在预防

1. 及早查找过敏原，注意避免与过敏原接触。

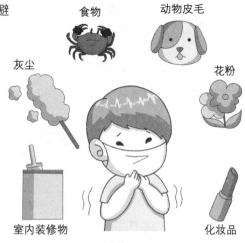

食物　动物皮毛
灰尘　花粉
室内装修物　化妆品

2. 预防各种感染，如细菌、病毒、寄生虫等感染，积极防治上呼吸道感染。

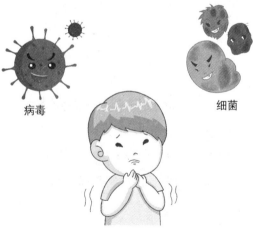

病毒　细菌

3. 饮食要清淡，忌食辛辣刺激性食物，避免易诱发过敏的食物。

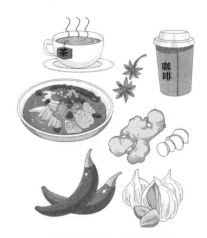

避免食用辛辣、刺激的食物

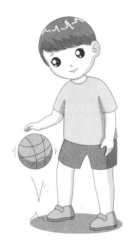

4. 经常参加体育锻炼，增强机体抵抗力，预防感冒。

5. 生活规律，避免疲劳，调节情绪，保持心情的轻松愉快。

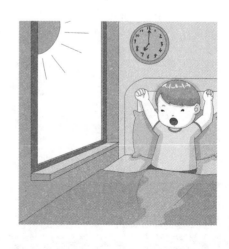

197

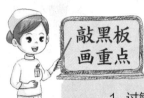

敲黑板画重点

1. 过敏性紫癜常出现皮疹、关节肿痛、腹痛、血便、血尿、蛋白尿。

2. 过敏性紫癜容易反复发作。

3. 要尽早找到过敏原，同时注意增强体质，提高抗病能力，避免受凉感冒，不食用易过敏食物。遵医嘱应用药物治疗，并注意监测肾功能。

（杨志丽）

第十二节
川崎病
——披着羊皮的"狼"

　　小宝最近几天莫名发热，体温总在 39~40℃。每次发热的时候身上还起大片的红疹子，小宝总是忍不住用手去抓。眼球特别红，口唇干裂得厉害，都能看得到血痂，手和脚又红又肿的。宝妈赶快带孩子去了医院。经过一系列检查，医生诊断为川崎病。家里人吓坏了，川崎病到底是怎么回事呢？孩子为什么会得川崎病呢？

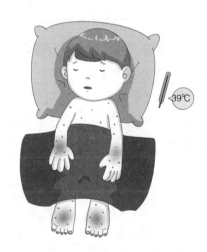

199

协和护士小课堂

什么是川崎病？

川崎病又称皮肤黏膜淋巴结综合征，是一种以全身血管病变为主要表现的急性发热出疹性疾病。川崎病好发于儿童，多在 5 岁之内（免疫系统尚未成熟）发病，男孩比女孩高发，主要侵及全身大动脉、中动脉，其并发症主要为冠状动脉扩张、冠状动脉瘤，最终导致冠状动脉狭窄、心肌梗死甚至猝死。

一、孩子为什么会得川崎病？

川崎病的病因尚未完全明确，可能与感染、免疫、传染性疾病、遗传因素和环境因素有关。目前认为患病的孩子由于基因易感，感染了相关的病原体，机体产生了相应的免疫应答，引起了一系列临床表现。

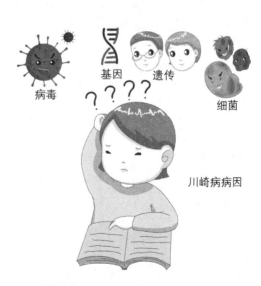

病毒　基因　遗传　细菌

川崎病病因

二、川崎病有什么表现？

发热，体温常达39℃以上，双侧球结膜充血，但无明显渗出

口唇潮红，可伴有皲裂或出血，口腔黏膜出血，可见杨梅舌（舌尖发红起芒刺，像草莓一样）

颈部淋巴结非化脓性肿大

躯干、四肢皮肤出现多形性红斑

病初（1~9天）手足呈硬性水肿，掌心或足心可见红斑

恢复期（9~21天），指（趾）端甲床周围出现膜状脱屑

部分学龄前、学龄期儿童还会出现淋巴结非化脓性肿大，以单侧为主

三、得了川崎病该怎么办？

1. 药物治疗 临床一线治疗方案为静脉输注免疫球蛋白和口服阿司匹林以减少炎症反应。如果使用免疫球蛋白效果不好，可以使用糖皮质激素。早期治疗可以显著降低冠状动脉瘤的发生率和死亡率，所以一旦确诊应尽早治疗。

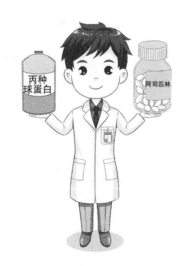

丙种球蛋白

阿司匹林

2. 退热 高热时可使用对乙酰氨基酚或布洛芬，减轻发热和缓解疼痛。服药后注意多饮水，增加机体散热。

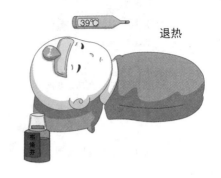

退热

3. 保护皮肤

（1）孩子出现皮疹和肢端红肿时，可以给孩子选择一些宽松柔软的衣物增加舒适度，剪短孩子的指甲以免抓伤皮肤，注意保护红肿部位。

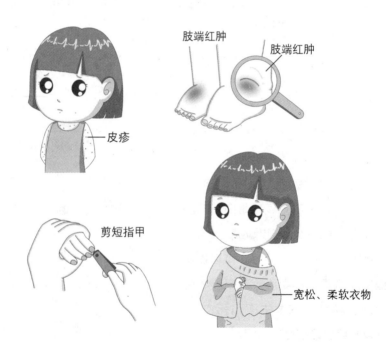

肢端红肿

肢端红肿

皮疹

剪短指甲

宽松、柔软衣物

（2）疾病恢复期会出现甲周脱皮的现象，这个时候千万不要强力撕拉，要让其自然脱落。

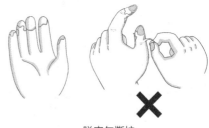

脱皮勿撕拉

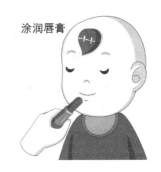

涂润唇膏

（3）可以给孩子涂抹润唇膏保护口唇，预防口唇干裂。

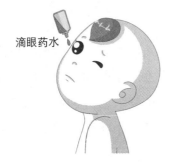

滴眼药水

4. 保持眼部清洁　由于疾病引起孩子双眼球结膜充血，叮嘱孩子不要用手揉擦眼睛以免引起感染，必要时可在医生的指导下给予眼药水以减轻眼部不适。

多饮水

流食　半流食

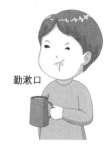

勤漱口

5. 缓解口腔疼痛　多饮水，勤漱口，选择清淡、易消化的流食或半流食。

多休息

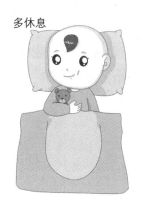

6. 多休息　患病后最初2个月是冠状动脉损伤的发展期，所以在孩子明确诊断后一定要注意休息，2个月内避免剧烈活动。

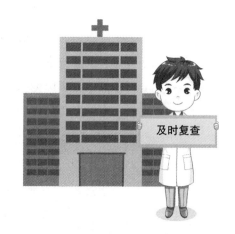

及时复查

7. 规律复查　由于川崎病可能会引起冠状动脉扩张或冠状动脉瘤，所以出院后要根据医生的要求规律复查，定期行心脏超声、心电图及冠状动脉造影等检查。

四、如何预防孩子川崎病的发生？

由于川崎病的病因不明确，因此没有针对性的预防方法。日常生活中可采取以下措施预防疾病：

1. 预防上呼吸道感染

（1）保持室内清洁卫生，增强通风，避免灰尘、霉菌的沉积。

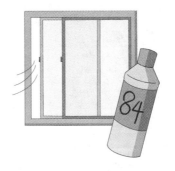

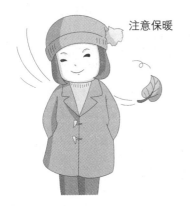

注意保暖

（2）日常生活中注意保暖，避免感冒

（3）避免到人群密集的公共场所活动。

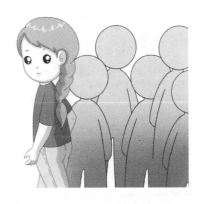

2. 增强机体抵抗力

（1）积极参加体育锻炼：增加心肺功能，提高个人体质。

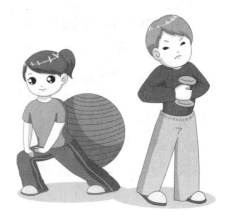

营养充足

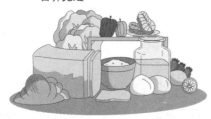

（2）补充充足营养：进食清淡、易消化、富含维生素和蛋白质的食物，提高机体免疫力。

（3）养成早睡早起的习惯，保证充足的睡眠。

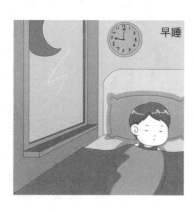

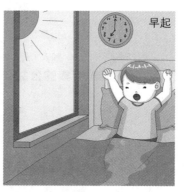

3. 定期体检 及时了解孩子的健康状况。

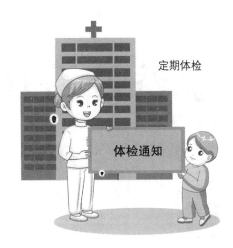

定期体检

体检通知

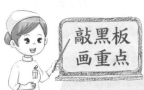

敲黑板
画重点

　　1. 川崎病是自限性的疾病，发热、皮疹、结膜炎等症状持续 12 日左右会自行消失。

　　2. 冠状动脉损伤不会自行缓解，若治疗不及时可能会导致冠状动脉扩张或冠状动脉瘤。

　　3. 川崎病患儿要尽早治疗，在医生指导下规律用药并按照医生的要求及时复查。

（韩瑞）

第十三节

缺铁性贫血

——"铁"都去哪了？

奶奶抱着萌萌在小区的花园里晒太阳。"这孩子可真漂亮，皮肤白白的，多大了？""八个多月了。"萌萌奶奶自豪地回答。"你看这孩子嘴唇不是那么红润，不会有贫血吧？"一个年轻些的阿姨问道。"贫血？萌萌半岁体检的时候，医生是说过一个什么值有点低，让我们给孩子加辅食，可这孩子不爱吃，就爱喝妈妈的奶，后来我们就不喂了。""那可不行，孩子贫血会出现很多问题的……"

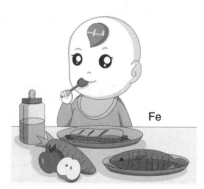

多吃富含铁的食物

协和 护士 小课堂

什么是缺铁性贫血？

铁元素是构成血液中血红蛋白的必需原料。当身体对铁的需求和供给失去平衡，体内储存的铁被耗尽，就会因铁元素不足使血红蛋白合成减少而导致贫血。

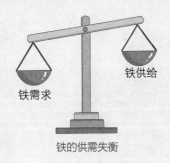

铁供给

铁需求

铁的供需失衡

一、为什么会发生缺铁性贫血

1. 摄入不足，需求增加　食物铁供应不足是小儿缺铁性贫血的主要原因。婴儿未及时添加辅食，年长儿偏食、挑食等可导致铁元素摄入量不足。婴幼儿及青少年生长发育快，对铁的需求量增加，造成铁相对不足。

未及时添加辅食

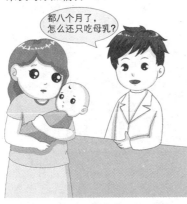

偏食、挑食

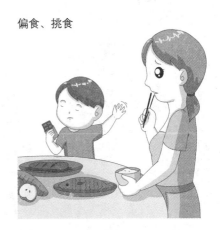

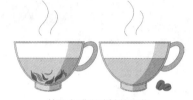
茶和咖啡影响铁的吸收

2. 吸收少，丢失多 饮食搭配不合理影响铁的吸收。胃肠炎、慢性腹泻等肠道疾病影响肠道吸收铁的能力。肠息肉、钩虫病、婴儿牛奶蛋白过敏等可致慢性失血，导致铁丢失过多。

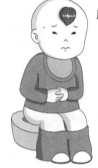
肠胃炎、慢性腹泻
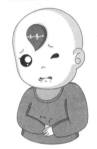

3. 先天储备不足 胎儿在孕后期从母体获得的铁最多，孕母严重缺铁或早产、双胎、多胎可导致胎儿储存铁减少。

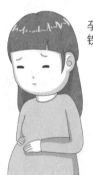
孕妇缺铁严重

早产儿
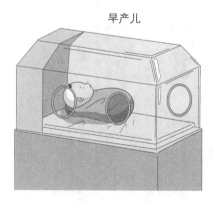

二、缺铁性贫血有哪些表现?

缺铁性贫血早期大多没有明显的症状,发展至中度、重度贫血时会出现以下表现:

1. 皮肤、黏膜苍白。

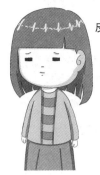

皮肤黏膜苍白

2. 食欲缺乏,恶心、呕吐。

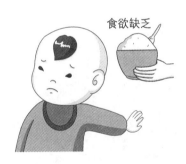

食欲缺乏

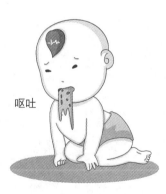

呕吐

3. 容易疲乏，不爱活动，运动后出现头晕、心率增快等表现。

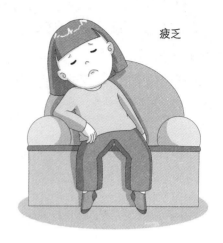

疲乏

4. 生长发育落后，记忆力减退，智力低下，肝、脾大。

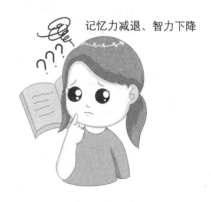

记忆力减退、智力下降

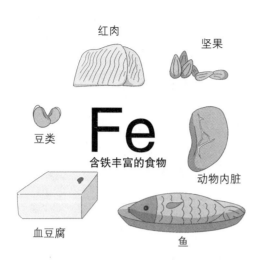

红肉

坚果

豆类

Fe

含铁丰富的食物

动物内脏

血豆腐

鱼

三、得了缺铁性贫血怎么办

1. 改善饮食 多吃含铁丰富的食物，如动物内脏、动物血、瘦肉、鱼肉、海鲜、坚果、豆类等。养成良好的饮食习惯，不偏食、不挑食。

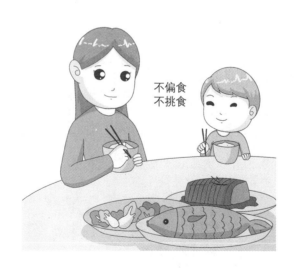

不偏食
不挑食

2. 去除病因　及时就诊，查明病因，积极治疗原发疾病。尽早治疗钩虫病、肠道息肉等慢性失血性疾病。

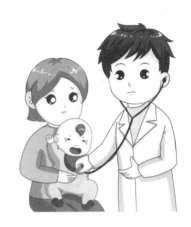

3. 在医生的指导下使用铁剂。

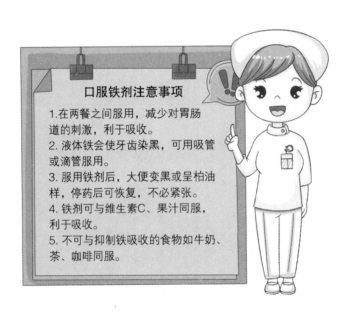

口服铁剂注意事项

1.在两餐之间服用，减少对胃肠道的刺激，利于吸收。

2.液体铁会使牙齿染黑，可用吸管或滴管服用。

3.服用铁剂后，大便变黑或呈柏油样，停药后可恢复，不必紧张。

4.铁剂可与维生素C、果汁同服，利于吸收。

5.不可与抑制铁吸收的食物如牛奶、茶、咖啡同服。

四、如何防治缺铁性贫血

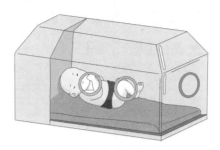

早产儿和低出生体重儿
应尽早口服铁剂

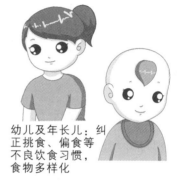

足月儿：提倡母乳喂养，及时添加辅食，从含强化铁的米粉开始添加

幼儿及年长儿：纠正挑食、偏食等不良饮食习惯，食物多样化

不同年龄儿童缺铁的预防措施

敲黑板
画重点

1. 食物铁供应不足是小儿缺铁性贫血的主要原因，严重的缺铁性贫血可导致儿童生长发育落后、智力低下等。

2. 及时添加辅食，合理喂养，平衡膳食，纠正偏食、挑食等不良饮食习惯可预防缺铁性贫血。

3. 治疗缺铁性贫血时应在医生指导下合理使用铁剂。

（张胜男）

第十四节
维生素 D 缺乏性佝偻病
——补充维生素 D，晒太阳就够了吗？

小迪现在 9 个多月，纯母乳喂养，皮肤颜色深。妈妈最近发现小迪的头和同龄人相比长得有点大，头型有点方；肋骨上摸着还有一串疙疙瘩瘩的凸起。奶奶不放心，建去医院看看，医生诊断为维生素 D 缺乏性佝偻病。

协和 小课堂
护士

什么是维生素 D 缺乏性佝偻病？

　　维生素 D 缺乏性佝偻病是指由于缺乏维生素 D 而导致的佝偻病。骨骼成长过程需要钙，而钙的吸收需要维生素 D 的协助，正在生长的骨骼由于缺乏维生素 D，钙不能正常沉着在骨骼中，导致骨骼软化甚至骨骼畸形，也就是佝偻病。佝偻病是一种慢性营养缺乏病，会影响人的生长和发育。

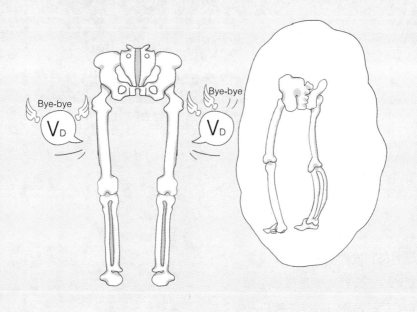

第十四节　维生素 D 缺乏性佝偻病——补充维生素 D，晒太阳就够了吗？

一、什么原因导致维生素 D 缺乏性佝偻病？

1. 维生素 D 合成减少　人体维生素 D 80%~100% 是由皮肤合成。肤色深的儿童（黑色素能吸收紫外线）、居住在高纬度地区和冬季日照时间短，导致维生素 D 合成减少。

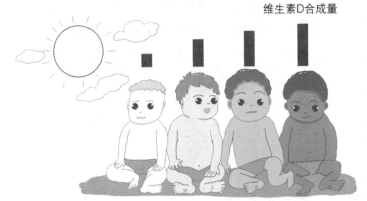

肤色不同，日光下维生素D生成不同

2. 维生素 D 摄入不足　母乳或食物中维生素 D 含量稀少，食补效果甚微且不稳定，同时没有口服维生素 D 补充剂，导致维生素 D 摄入减少。

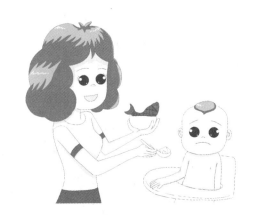

3. 先天性维生素 D 储备不足 母亲在孕期维生素 D 缺乏导致胎儿先天性储备不足；孕晚期是维生素 D 转运的关键时期，早产儿由于早于预产期出生，没有足够时间积累维生素 D。

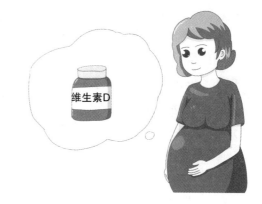

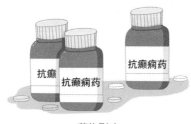

药物影响

4. 疾病和药物影响 乳糖不耐受、乳糜泻、肝胆和肾脏等疾病和治疗癫痫的药物影响维生素 D 的吸收。

二、常见症状有哪些？

1. 一般症状 多汗、易惊、夜间哭闹、枕秃等，但依靠上述症状不能诊断本病，仅作为参考依据。血维生素 D 水平和 X 线检查是确诊本病的依据。

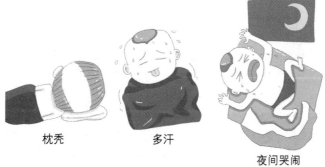

枕秃　　　　多汗

夜间哭闹

2. 骨骼病变 3~6 个月，可有颅骨软化；大于 6 个月，出现手（足）镯；8~9 个月，可有方颅；1 岁左右，会出现 O 形或 X 形腿、鸡胸、肋骨串珠、出牙晚等症状。

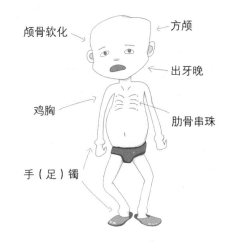

3. 其他症状 如营养不良、贫血、肝脾大、智力发育迟缓等。

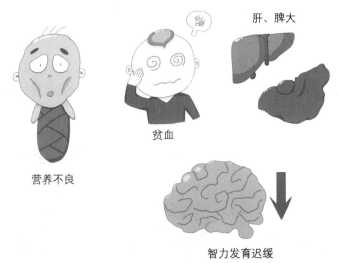

三、得了维生素 D 缺乏性佝偻病怎么办？

1. 补充维生素 D　补充维生素 D 制剂，同时还可以食用富含维生素 D 的食物，如三文鱼、肝脏、蛋黄等。

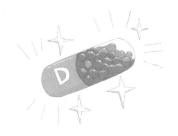

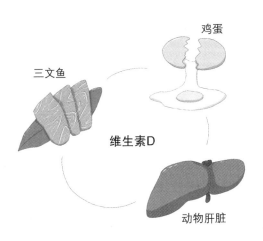

鸡蛋

三文鱼

维生素D

动物肝脏

2. 补充钙剂　如果有钙缺乏高危因素，骨量发育不良，可以补充钙剂，如食用含钙高的食物和补充钙片。

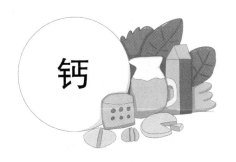

钙

3. 治疗期间，切勿随意增减维生素 D 的剂量，以防维生素 D 中毒或治疗效果不佳。

4. 定期随访　监测维生素 D 水平和骨骼情况。

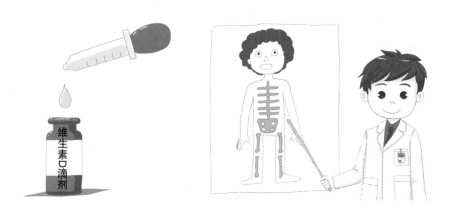

5. 治疗原发病和手术矫形治疗　由其他疾病引起的佝偻病需要积极治疗原发病；若已经出现骨骼畸形，则需要手术矫形治疗。

四、如何预防孩子维生素 D 缺乏性佝偻病发生？

1. 每天补充维生素 D 制剂

（1）剂型：3 岁以下宝宝推荐液体维生素 D，3 岁以上儿童可以使用咀嚼片。

（2）用量

1）孕妇和 1 岁以内婴儿（无论母乳还是配方奶喂养）400IU/d。

2）早产儿：400~800IU/d。

3）奶粉喂养的宝宝：400~600IU/d，直至配方奶量到 1L/d。

4）1~18 岁的儿童或青少年：600IU/d。

5）肥胖儿童和服用抗惊厥药、糖皮质激素、抗真菌药的儿童，给予相应年龄组维生素 D 剂量的 2~3 倍。

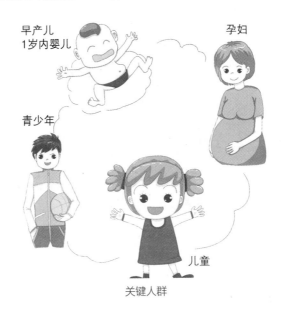

2. 增加光照时间　选择每日上午 10 点以后和下午四点以前进行户外活动，并做好防晒措施。不要正午直晒，避免晒伤。0~6 个月宝宝避免直接暴露于阳光下。

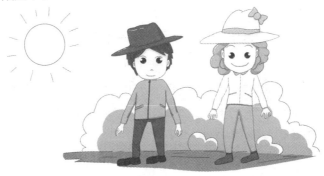

3. 添加富含维生素 D 的食品如添加维生素 D 的饮品和乳品。

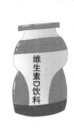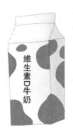

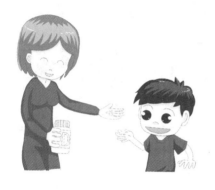

4. 维生素 D 属于脂溶性维生素，吸收需要借助食物中脂肪的帮助，因此饭后食用吸收最佳。

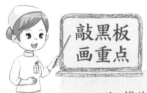

1. 维生素 D 缺乏性佝偻病是由于维生素 D 缺乏导致在成骨过程中钙不能正常沉着，从而导致骨骼软化甚至骨骼畸形。

2. 患有维生素 D 缺乏性佝偻病的宝宝会有多汗、易惊、夜间哭闹等非特异性症状和骨骼病变。

3. 孕妇、婴幼儿等重点人群补充维生素 D、做好防晒措施的条件下每日适当晒太阳等可以预防和治疗维生素 D 缺乏性佝偻病的发生。

（王亚静）

第十五节

小儿遗尿症

——尿床不是孩子的错

　　暑假即将来临，学校组织去外省的夏令营活动。老师发现全班只有小明没有报名，便和小明妈妈取得了联系。老师："小明妈妈您好，我看小明没报名夏令营。他平时比较内向，不爱说话，希望他能多参加集体活动。"
小明妈妈："老师呀，说起来有点不好意思，小明晚上总尿床，怎么说他也没用，没法在外面过夜。"
老师："都这么大了还尿床，是不是应该去医院看看？"小明妈妈："尿床还需要看医生呢？我以为等他再大一点就好了……"

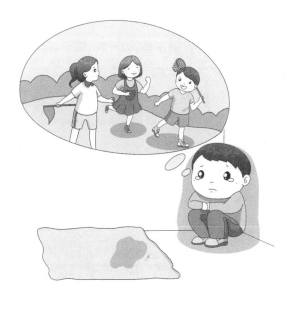

协和护士 **小课堂**

什么是遗尿症？

儿童遗尿症又称尿床，是指5周岁以上孩子夜间不能从睡眠中醒来而发生无意识的排尿，每周至少发生2次，并持续3个月以上。一般情况下，孩子在2~3岁就能控制排尿，但夜间仍可能有无意识的排尿，如果孩子5岁后仍频繁尿床，就可能患上了遗尿症。

一、什么原因导致孩子遗尿

1. 缺乏抗利尿激素 夜间分泌抗利尿激素不足，致使尿量增多，超过膀胱的容量，造成遗尿。

2. 膀胱容量不够 膀胱容量不够储存整晚的尿液，或功能性容量减少（虽然膀胱足够大，但未至最大容量时就发生了痉挛，导致尿液排出）。

3. 睡眠过深 充盈的膀胱不能向大脑发送信息，把孩子叫起来上厕所。

4. 遗传因素 父母一方或双方有遗尿病史可增加孩子患遗尿症的概率。

5. 生活习惯 睡前饮水过多；便秘致粪便积压，压迫膀胱。

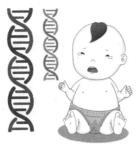

父母一方或双方有遗尿病史

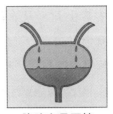

膀胱容量不够

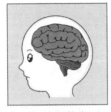

分泌抗利尿激素不足

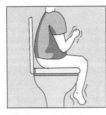

便秘，粪便积压，
压迫膀胱

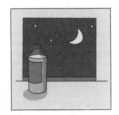

睡前过多饮水
睡眠过深

二、出现了遗尿应该怎么办？

1. 服用去氨加压素　可起到浓缩尿液、减少夜间尿量的作用。需要在医生指导下，规范使用。

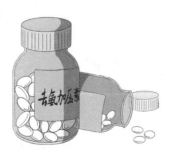

2. 使用遗尿报警器 可放在床单或内裤上面，只要有点尿湿，报警器就会发出声音。通过尿湿 – 叫醒 – 解小便的过程，孩子会形成条件反射，达到有尿意后醒过来。

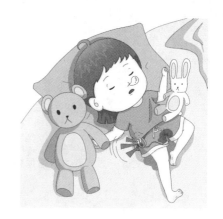

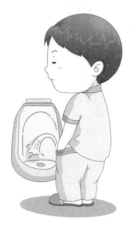

三、如何预防孩子遗尿？

1. 睡前排尿 养成睡前上厕所的习惯，排空膀胱中的尿液。

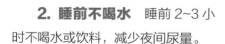

2. 睡前不喝水 睡前 2~3 小时不喝水或饮料，减少夜间尿量。

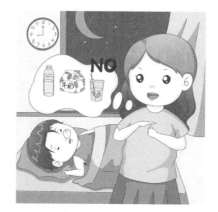

3. 训练孩子定时排尿 在孩子喝完水 1 小时，喝完粥或牛奶 2 小时后督促孩子上厕所。

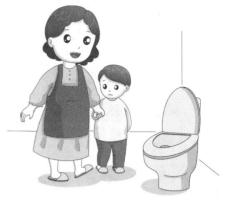

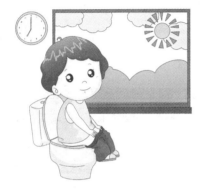

4. 定时排大便 训练孩子每天定时排大便，如果便秘及时处理，避免粪便积压，压迫膀胱。

敲黑板
画重点

1. 尿床不是孩子的"过错"，它是一种常见的临床症状。

2. 尿床会使孩子自尊心受到伤害，家长应注意培养孩子良好的生活习惯，训练孩子定时排尿等预防遗尿。

3. 超过 5 岁的儿童仍尿床应及时寻求医生的帮助。

（张胜男）

第十六节
性早熟
——花开草长应有时

6岁的茗茗活泼开朗，学习成绩优秀。可是最近，妈妈发现茗茗总是闷闷不乐，还总找各种借口不去上学。仔细询问才得知，原来茗茗的胸部发育了，由于发现了自己和班里其他女孩子的不同，怕被别人笑话，所以不愿意上学。妈妈赶忙带茗茗到医院就诊，经过检查，医生诊断为性早熟。

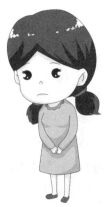
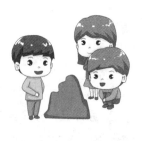

性早熟自卑心理

协和护士小课堂

什么是性早熟？

下丘脑－垂体－性腺轴调控着人体的性激素分泌。从婴儿期到青春期前，下丘脑－垂体－性腺轴保持抑制状态。接近青春期时，下丘脑－垂体－性腺轴开始发挥作用，使性激素水平升高，从而出现第二性征和性器官发育。正常情况下，女孩10~12岁左右，男孩12~14岁左右进入青春发育期。性早熟指女孩在8岁前、男孩在9岁前出现第二性征。

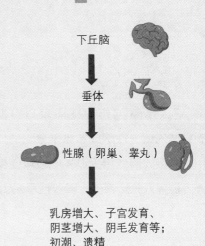

下丘脑

垂体

性腺（卵巢、睾丸）

乳房增大、子宫发育、阴茎增大、阴毛发育等；初潮、遗精

下丘脑－垂体－性腺轴

一、为什么会出现性早熟？

1. 疾病因素

（1）颅内肿瘤、颅内感染使下丘脑－垂体－性腺轴功能过早启动。

（2）卵巢或睾丸肿瘤或是肾上腺的一些疾病，刺激性激素分泌，导致第二性征发育。

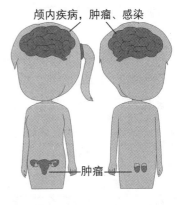

颅内疾病，肿瘤、感染

肿瘤

231

2. 饮食因素　长期营养过剩，导致孩子肥胖，诱发性早熟。

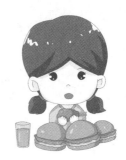

3. 光照因素　褪黑素具有抑制身体内促进性腺成熟激素分泌的作用，过度光照或接受过多电波可使身体内褪黑素分泌减少，导致性早熟。

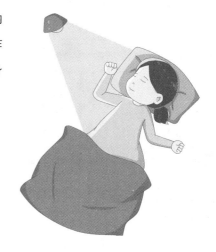

4. 信息刺激　孩子接触超越自身心理年龄的语言、画面，对孩子性萌动和性意识觉醒产生影响，导致性早熟。

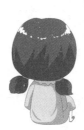
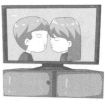

5. 接触过多外源性雌激素 误服含有性激素的药品（如避孕药），接触或使用含有激素的化妆品，服用含有激素成分的营养品，使用含双酚A的塑料餐具等。

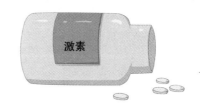

二、性早熟有哪些表现？

1. 第二性征发育。

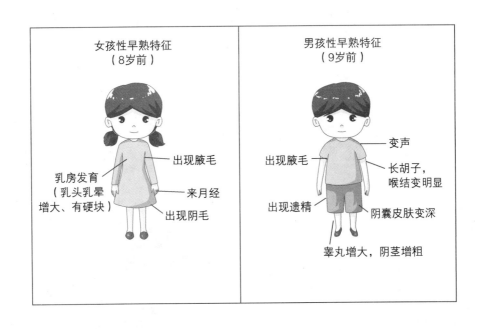

2. 身高增长过快 还未到青春期就"蹿个儿"。

正常情况下：

青春期前，孩子的身高每年增长5~6cm。进入青春期，每年可增高9cm。

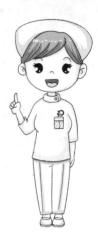

颅内疾病、生殖器肿瘤

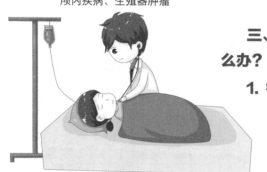

三、出现了性早熟怎么办？

1. 针对病因治疗基础病。

降低性激素水平

曲普瑞林

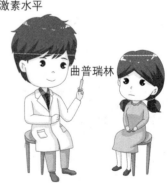

2. 药物治疗 在医生指导下使用抑制促性腺激素分泌的药物，使体内性激素水平降低至青春期前水平。

四、如何预防孩子性早熟？

1. 减少高脂肪、高热量食物的摄入。

2. 不过度看电视，减少使用电子产品的时间，不开灯睡觉。

3. 不让孩子接触言情类影视作品、书刊。

4. 家长使用的药品、化妆品应放置在孩子不易拿到的地方。

5. 慎用儿童保健品。

6. 避免使用一次性塑料餐盒。

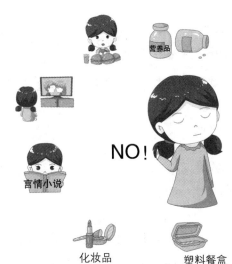

化妆品　　塑料餐盒

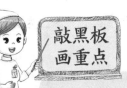

1. 性早熟可影响孩子的正常生长发育，并让孩子产生自卑心理。

2. 家长应注意让孩子远离催熟因素，如避免肥胖、不让孩子看言情剧、不给孩子使用成人化妆品等。

3. 未到发育年龄孩子出现第二性征的发育或身高异常增高，应及时到医院就诊。

（张胜男）

第十七节
矮小症
——孩子个子矮，只是因为"晚长"吗？

瑶瑶的个子一直比同龄的孩子矮一些，妈妈觉得自己和瑶瑶爸爸的身高都不算矮，孩子肯定是"晚长"的那类，就没太在意。这一年，瑶瑶已经15岁了，月经来潮2年多了，第二性征已经非常明显，但是身高只有148cm。妈妈有些沉不住气了，带瑶瑶来到内分泌门诊。"医生，你看我家闺女是不是有点矮，我听说能用生长激素让孩子长高些？"医生为瑶瑶做了骨龄检查，看到骨龄片后摇了摇头说"骨龄已经16岁了，最多只能再长高1~2cm。"妈妈听后眼前一黑，"天啊！孩子的身高让我给耽误了……"

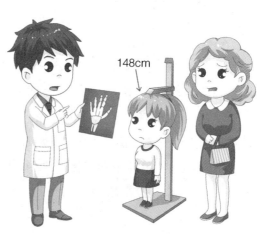

148cm

晚长？

什么是矮小症？

在相似环境下，身高低于同种族、同年龄、同性别健康儿童平均值 2 个标准差或低于儿童按年龄身高第 3 百分位数以下，即为矮小症。家长可以与同龄、同性别的健康儿童作比较，如果明显低于其平均身高，应考虑孩子是否患有矮小症。

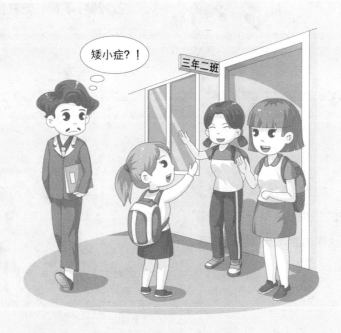

第十七节　矮小症——孩子个子矮，只是因为"晚长"吗？

237

一、为什么孩子会出现矮身材？

1. 遗传因素 身高 70% 由遗传因素决定。

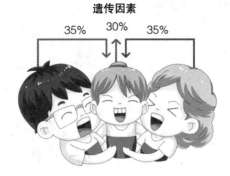

遗传因素

35%　30%　35%

2. 营养不良 营养摄入不足或吸收不良。

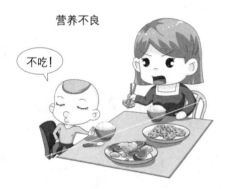

营养不良

不吃！

3. 内分泌疾病 各种原因导致的生长激素缺乏或分泌不足、甲状腺功能降低及性早熟等。

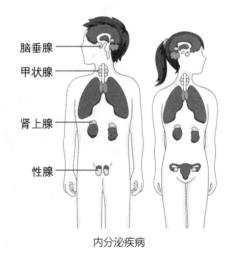

脑垂腺

甲状腺

肾上腺

性腺

内分泌疾病

4. 骨骼发育不良 身高增长的本质是骨骼的增长，骨骼发育不良如软骨发育不全、成骨不全等可导致矮小。

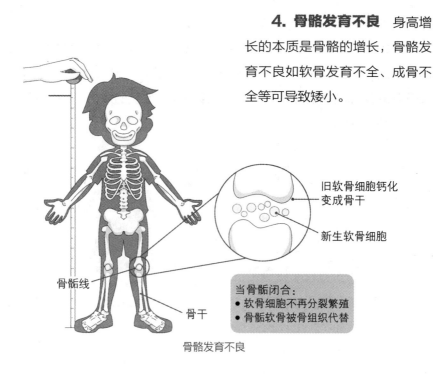

旧软骨细胞钙化变成骨干

新生软骨细胞

骨骺线

骨干

当骨骺闭合：
- 软骨细胞不再分裂繁殖
- 骨骺软骨被骨组织代替

骨骼发育不良

5. 药物因素 因自身疾病需使用糖皮质激素，可干扰生长激素的分泌、骨的形成。

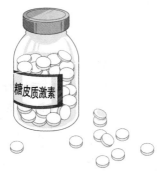

糖皮质激素

二、矮小症的主要表现是什么？

身高低于同龄健康儿童是矮小症的主要表现。营养不良导致的矮小会出现体重的降低，表现为瘦小；甲状腺功能降低的患儿还存在智力的落后，表现为呆小；骨骼发育不良的患儿出现身材不成比例的矮小（四肢较躯干不成比例的长或短）。

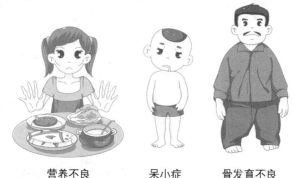

营养不良　　呆小症　　骨发育不良

矮小症的表现

三、孩子矮小怎么办？

1. 家长注意监测孩子体格生长情况

（1）如何测量身高

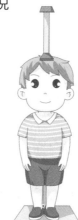

3岁前躺着测身长

1. 躺在测量床上，头部紧贴测量床顶板。
2. 身体平直，膝关节不弯曲。
3. 足底与下肢呈直角，双足紧贴测量床底板。

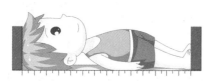

3岁后站立测身高

1. 两脚并拢，两脚尖呈45°。
2. 腿、臀、肩、头四点贴近测量尺。
3. 平视前方，耳朵上缘与眼睛下缘保持一条线。

（2）如何判断身高是否正常

1）看身高：不同年龄儿童身高见表 2-17-1 和表 2-17-2。表中"3rd"即第三百分位，如果孩子身高低于相应年龄所对应的数值，即为矮小。

表 2-17-1　0~18 岁儿童青少年身高百分位数值表（男）单位 /cm

	3rd	10th	25th	50th	75th	90th	97th
出生	47.1	48.1	49.2	50.4	51.6	52.7	53.8
2 个月	54.6	55.9	57.2	58.7	60.3	61.7	63.0
4 个月	60.3	61.7	63.0	64.6	66.2	67.6	69.0
6 个月	64.0	65.4	66.8	68.4	70.0	71.5	73.0
9 个月	67.9	69.4	70.9	72.6	74.4	75.9	77.5
12 个月	71.5	73.1	74.7	76.5	78.4	80.1	81.8
15 个月	74.4	76.1	77.8	79.8	81.8	83.6	85.4
18 个月	76.9	78.7	80.6	82.7	84.8	86.7	88.7
21 个月	79.5	81.4	83.4	85.6	87.9	90.0	92.0
2 岁	82.1	84.1	86.2	88.5	90.9	93.1	95.3
2.5 岁	86.4	88.6	90.8	93.3	95.9	98.2	100.5
3 岁	89.7	91.9	94.2	96.8	99.4	101.8	104.1
3.5 岁	93.4	95.7	98.0	100.6	103.2	105.7	108.1
4 岁	96.7	99.1	101.4	104.1	106.9	109.3	111.8
4.5 岁	100	102.4	104.9	107.7	110.5	113.1	115.7
5 岁	103.3	105.8	108.4	111.3	114.2	116.9	119.6
5.5 岁	106.4	109.0	111.7	114.7	117.7	120.5	123.3
6 岁	109.1	111.8	114.6	117.7	120.9	123.7	126.6
6.5 岁	111.7	114.5	117.4	120.7	123.9	126.9	129.9

	3rd	10th	25th	50th	75th	90th	97th
7 岁	114.6	117.6	120.6	124.0	127.4	130.5	133.7
7.5 岁	117.4	120.5	123.6	127.1	130.7	133.9	137.2
8 岁	119.9	123.1	126.3	130.0	133.7	137.1	140.4
8.5 岁	122.3	125.6	129.0	132.7	136.6	140.1	143.6
9 岁	124.6	128.0	131.4	135.4	139.3	142.9	146.5
9.5 岁	126.7	130.3	133.9	137.9	142.0	145.7	149.4
10 岁	128.7	132.3	136.0	140.2	144.4	148.2	152.0
10.5 岁	130.7	134.5	138.3	142.6	147.0	150.9	154.9
11 岁	132.9	136.8	140.8	145.3	149.9	154.0	158.1
11.5 岁	135.3	139.5	143.7	148.4	153.1	157.4	161.7
12 岁	138.1	142.5	147.0	151.9	157.0	161.5	166.0
12.5 岁	141.1	145.7	150.4	155.6	160.8	165.5	170.2
13 岁	145.0	149.6	154.3	159.5	164.8	169.5	174.2
13.5 岁	148.8	153.3	157.9	163.0	168.1	172.7	177.2
14 岁	152.3	156.7	161.0	165.9	170.7	175.1	179.4
14.5 岁	155.3	159.4	163.6	168.2	172.8	176.9	181.0
15 岁	157.5	161.4	165.4	169.8	174.2	178.2	182.0
15.5 岁	159.1	162.9	166.7	171.0	175.2	179.1	182.8
16 岁	159.9	163.6	167.4	171.6	175.8	179.5	183.2
16.5 岁	160.5	164.2	167.9	172.1	176.2	179.9	183.5
17 岁	160.9	164.5	168.2	172.3	176.4	180.1	183.7
18 岁	161.3	164.9	168.6	172.7	176.7	180.4	183.9

注:① 根据 2005 年九省/市儿童体格发育调查数据研究制订。

② 3 岁以前为身长。

表 2-17-2　0~18 岁儿童青少年身高百分位数值表（女）单位 /cm

	3rd	10th	25th	50th	75th	90th	97th
出生	46.6	47.5	48.6	49.7	50.9	51.9	53.0
2 个月	53.4	54.7	56.0	57.4	58.9	60.2	61.6
4 个月	59.1	60.3	61.7	63.1	64.6	66.0	67.4
6 个月	62.5	63.9	65.2	66.8	68.4	69.8	71.2
9 个月	66.4	67.8	69.3	71.0	72.8	74.3	75.9
12 个月	70.0	71.6	73.2	75.0	76.8	78.5	80.2
15 个月	73.2	74.9	76.6	78.5	80.4	82.2	84.0
18 个月	76.0	77.7	79.5	81.5	83.6	85.5	87.4
21 个月	78.5	80.4	82.3	84.4	86.6	88.6	90.7
2 岁	80.9	82.9	84.9	87.2	89.6	91.7	93.9
2.5 岁	85.2	87.4	89.6	92.1	94.6	97.0	99.3
3 岁	88.6	90.8	93.1	95.6	98.2	100.5	102.9
3.5 岁	92.4	94.6	96.8	99.4	102.0	104.4	106.8
4 岁	95.8	98.1	100.4	103.1	105.7	108.2	110.6
4.5 岁	99.2	101.5	104.0	106.7	109.5	112.1	114.7
5 岁	102.3	104.8	107.3	110.2	113.1	115.7	118.4
5.5 岁	105.4	108.0	110.6	113.5	116.5	119.3	122.0
6 岁	108.1	110.8	113.5	116.6	119.7	122.5	125.4
6.5 岁	110.6	113.4	116.2	119.4	122.7	125.6	128.6
7 岁	113.3	116.2	119.2	122.5	125.9	129.0	132.1
7.5 岁	116.0	119.0	122.1	125.6	129.1	132.3	135.5

	3rd	10th	25th	50th	75th	90th	97th
8 岁	118.5	121.6	124.9	128.5	132.1	135.4	138.7
8.5 岁	121.0	142.2	127.6	131.3	135.1	138.5	141.9
9 岁	123.3	126.7	130.2	134.1	138.0	141.6	145.1
9.5 岁	125.7	129.3	132.9	137.0	141.1	144.8	148.5
10 岁	128.3	132.1	135.9	140.1	144.4	148.2	152.0
10.5 岁	131.1	135.0	138.9	143.3	147.7	151.6	155.6
11 岁	134.2	138.2	142.2	146.6	151.1	155.2	159.2
11.5 岁	137.2	141.2	145.2	149.7	154.1	158.2	162.1
12 岁	140.2	144.1	148.0	152.4	156.7	160.7	164.5
12.5 岁	142.9	146.6	150.4	154.6	158.8	162.6	166.3
13 岁	145.0	148.6	152.2	156.3	160.3	164.0	167.6
13.5 岁	146.7	150.2	153.7	157.6	161.6	165.1	168.6
14 岁	147.9	151.3	154.8	158.6	162.4	165.9	169.3
14.5 岁	148.9	152.2	155.6	159.4	163.1	166.5	169.8
15 岁	149.5	152.8	156.1	159.8	163.5	166.8	170.1
15.5 岁	149.9	153.1	156.5	160.1	163.8	167.1	170.3
16 岁	149.8	153.1	156.4	160.1	163.8	167.1	170.3
16.5 岁	149.9	153.2	156.5	160.2	163.8	167.1	170.4
17 岁	150.1	153.4	156.7	160.3	160.4	167.3	170.5
18 岁	150.4	153.7	157.0	160.6	164.2	167.5	170.7

注:① 根据 2005 年九省 / 市儿童体格发育调查数据研究制订。

② 3 岁以前为身长。

2）监测生长速率：如果出生后前2年生长速度<7cm/年，2岁后至青春期<5cm/年，青春期生长速度<6cm/年，就需要考虑存在生长迟缓。

年龄	正常情况 生长速度/ （cm/年）	生长迟缓 生长速度/ （cm/年）
生后第一年	25	<7
生后第二年	10~12	
2岁至青春期	6~7	<5
青春期	8~10	<6

生长速率

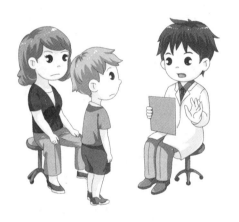

2. 家长发现孩子个子矮，应及时到医院就诊，明确病因，在医生指导下有针对性进行治疗。

3. 3~4岁至青春前期是矮小症治疗的黄金时间，对于身材矮小的孩子，家长切勿对身高持观望态度，认为孩子是"晚长"，错过最佳治疗时间。

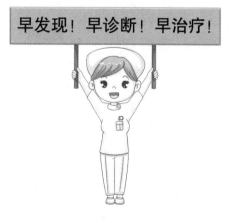

早发现！早诊断！早治疗！

四、如何预防孩子矮小？

1. 均衡膳食，保证营养物质的摄入。

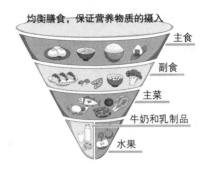

均衡膳食，保证营养物质的摄入

主食

副食

主菜

牛奶和乳制品

水果

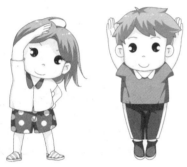

多运动，利于生长激素分泌、
肌肉和骨骼的发育

2. 多运动　有利于生长激素分泌、肌肉和骨骼的发育。

3. 保证充足的睡眠　生长激素在夜间深睡眠时分泌旺盛，避免熬夜、睡眠不足而影响长高。

保证充足的睡眠

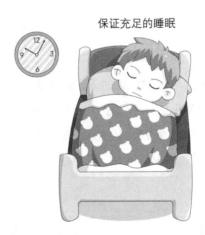

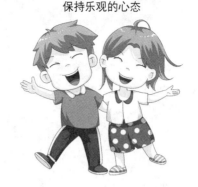

保持乐观的心态

4. 保持乐观的心态　抑郁情绪可影响生长激素的分泌，导致生长减慢。

不要盲目选择
增高药物、营养品

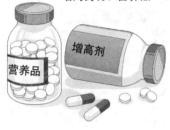

增高剂

营养品

5. 不要盲目选择增高药物、营养品，警惕外源性激素摄入过多而导致骨骺提前闭合，影响最终身高。

敲黑板
画重点

1. 身高受多种因素影响，家长应帮助孩子建立良好的生活习惯，如均衡膳食、合理运动、保证充足睡眠等。

2. 为观察孩子生长水平，家长要定时为孩子测量身高并记录。

3. 发现孩子身材矮小应及时就医，明确病因，尽早治疗，切勿错过最佳治疗时间。

（张胜男）

儿童常见感染性疾病

第一节

麻疹

——得了麻疹会留痕么？

　　刚刚 8 个月的贝贝出现了高热，脸上、身上还有嘴里都长了很多疹子，而且越长越多，妈妈赶忙带着贝贝来到了医院。医生详细询问了贝贝最近的表现。妈妈回忆起贝贝出疹的前两天有些"感冒"，打喷嚏、流鼻涕，不爱玩也不爱吃饭喝奶。医生诊断贝贝患了麻疹。麻疹是个传染病。贝贝妈担心极了，这是什么病？严重吗？现在应该怎么办呢？

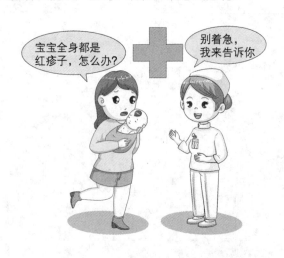

宝宝全身都是红疹子，怎么办？

别着急，我来告诉你

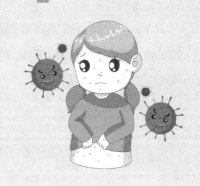

协和护士 小课堂

什么是麻疹？

麻疹是由麻疹病毒引起的急性呼吸道传染病，传染性极强，是我国法定报告的乙类传染病。麻疹四季均可发病，以春季多见。未接种疫苗的成人及儿童均可发病，重症病例多见于 5 岁以下儿童。患过麻疹后，患者大多可以获得终身免疫。

一、为什么会得麻疹？麻疹是怎样传播的？

对于缺乏麻疹免疫抗体的儿童及成人对麻疹病毒普遍易感。麻疹病毒大量存在于麻疹患者的口、鼻、眼、咽分泌物及痰、尿、血中，病毒主要通过呼吸道飞沫传播，接触被麻疹病毒污染的物品也可引起感染。麻疹患者在发疹前 4 天到发疹后 4 天都具有传染性。

第一节 麻疹——得了麻疹会留痕么？

251

二、常见症状有哪些？

麻疹的典型症状分为以下几个阶段：

1. 前驱期

（1）出现类似普通感冒的症状，如发热、咳嗽、流鼻涕、眼结膜充血、畏光、食欲降低、精神差等。

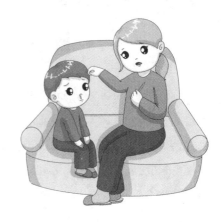

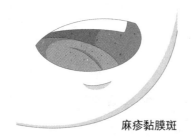

麻疹黏膜斑

（2）麻疹黏膜斑：面颊内侧的口腔黏膜上出现沙粒大小的灰白色小点，是麻疹的特征性表现。

2. 出疹期

多在发热 3~4 天出现，从面部开始，自上而下出现暗红色斑丘疹，没有痒感。出疹期间体温可高达 40℃。

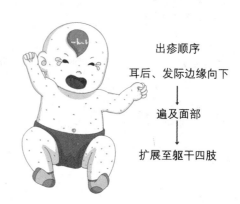

出疹顺序
耳后、发际边缘向下
↓
遍及面部
↓
扩展至躯干四肢

3. 恢复期 出疹 3~4 天后开始退热，皮疹开始消退，消疹顺序与出疹顺序相同，食欲、精神等随之好转，皮肤留有脱屑及色素沉着。

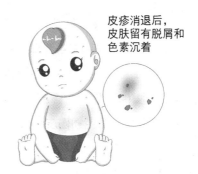

皮疹消退后，皮肤留有脱屑和色素沉着

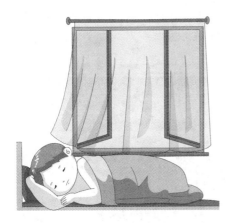

三、得了麻疹该怎么办？

1. 营造舒适的环境 患儿患病期间应卧床休息，房间多通风，维持适宜的温、湿度，室内避免强光，以免造成眼部不适。

2. 合理饮食 进食易消化、富含维生素 A 的食物，多饮水。

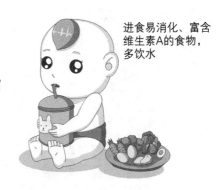

进食易消化、富含维生素A的食物，多饮水

3. 皮肤护理 保持口腔、眼、鼻及皮肤清洁，可用温水漱口，不会漱口的小宝宝可在进食后饮水；用清水蘸湿脱脂棉清除眼、鼻部分泌物；不要抓挠皮疹，避免损伤皮肤。

帮助宝宝漱口

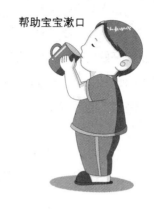

为宝宝擦拭眼睛

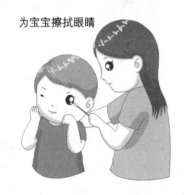

阻止宝宝
抓挠皮肤

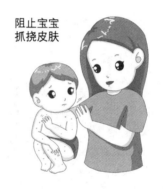

不可以，还需要
在家里休息几天。

可以出去玩吗？

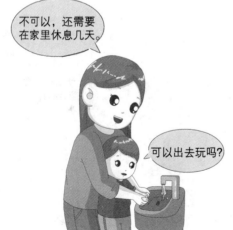

4. 居家隔离 麻疹病毒传染性很强，应居家隔离至出疹后一周，合并肺炎的孩子应延长到出疹后 10 天，避免病毒的传播。

5. 合理用药

（1）WHO（世界卫生组织）推荐维生素A应用于所有急性麻疹患儿，有助于降低重症病例的发生。

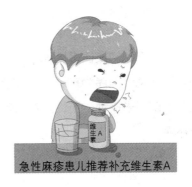

急性麻疹患儿推荐补充维生素A

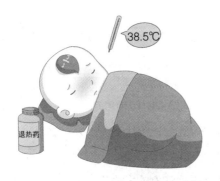

（2）发热的患儿可遵医嘱使用退热药。

6. 警惕重型麻疹 出现持续高热、嗜睡、呼吸急促、咯血、皮疹融合淤紫等症状应及时就医。

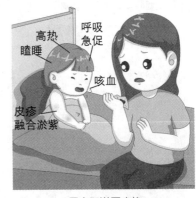

需立即送医症状

四、如何预防孩子麻疹？

预防麻疹的最佳措施就是按照国家计划免疫程序为孩子接种麻疹减活疫苗，未接种疫苗的儿童应尽快补种。

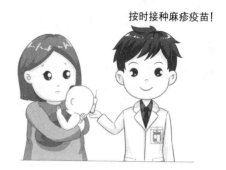

按时接种麻疹疫苗！

敲黑板
画重点

1. 预防麻疹最有效的方法就是按时接种疫苗。

2. 患麻疹后应至少居家隔离至出疹后一周，发热的患儿可遵医嘱使用退热药，保证充足的饮水量。

3. 补充维生素 A 可降低重症病例的发生率，应遵医嘱使用。

（程蕾）

第二节

风疹

——是因为吹了风？

故事情境

　　1岁的小宝最近两天有些低热、流鼻涕，晚上睡觉前妈妈发现他的脸上长了几个小小的淡红色疹子，但小宝能吃能玩，也没有其他不舒服便没有在意。第二天早上起床后妈妈见小宝全身都长满了红疹，有一些都被他抓破了。这可把妈妈吓坏了，急忙带他来到医院。医生检查发现除了全身皮疹外，小宝颈部和耳后的淋巴结肿大，眼结膜也充血发红。小宝被诊断为风疹，妈妈很害怕，不知道这是什么病？现在该怎么办？

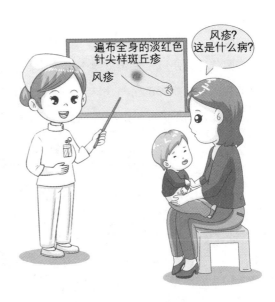

协和护士 小课堂

什么是风疹？

风疹是由风疹病毒引起的急性呼吸道传染病，分为先天性风疹综合征和获得性风疹。先天性风疹综合征是由孕母感染风疹病毒后传染给胎儿引起，可导致流产、胎儿畸形等不良后果。获得性风疹指出生后被传染而引起的风疹病毒感染，好发于学龄前儿童和免疫力较低的成人，一般症状轻、病程短、预后良好。

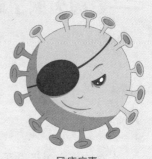

风疹病毒

一、为什么会得风疹？风疹是怎样传播的？

风疹患者是风疹病毒的唯一传染源，当儿童及免疫力低下的人群经呼吸道吸入带有病毒的空气飞沫或呼吸道分泌物时就可能引起感染。风疹病毒还可通过胎盘造成母婴垂直传播。

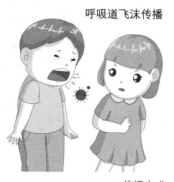
呼吸道飞沫传播

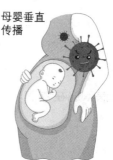
母婴垂直传播

传播方式

二、常见症状有哪些？

典型的风疹根据症状出现时间可分为前驱期和出疹期。

1. 前驱期 在出疹前 1~2 天，可表现为轻微的感冒症状，头颈部淋巴结肿大、疼痛，也可出现结膜充血、畏光，咽部和软腭出现玫瑰色斑点。

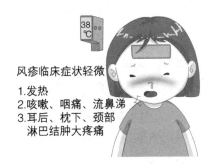

风疹临床症状轻微

1.发热
2.咳嗽、咽痛、流鼻涕
3.耳后、枕下、颈部
　淋巴结肿大疼痛

前驱期症状

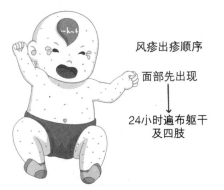

风疹出疹顺序

面部先出现

24小时遍布躯干
及四肢

风疹出疹顺序

2. 出疹期 发热 1~2 天后出现皮疹。

（1）皮疹先出现在头面部，迅速向颈部、躯干及四肢扩散，24 小时内布满全身。

（2）皮疹特点：为淡红色针尖状斑丘疹，可伴有轻微瘙痒。一般 3 天左右消退，不会有色素沉着及脱屑。

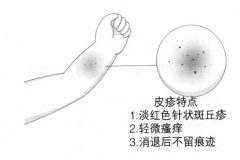

皮疹特点
1.淡红色针状斑丘疹
2.轻微瘙痒
3.消退后不留痕迹

三、得了风疹该怎么办？

目前没有针对风疹感染的特异性治疗，主要以支持治疗为主，家长需要关注孩子的日常护理。

1. 营造舒适环境 患病期间应卧床休息，房间多通风，光线柔和，避免刺激。

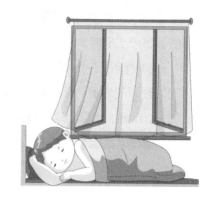

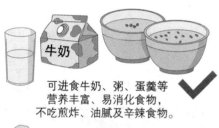

可进食牛奶、粥、蛋羹等营养丰富、易消化食物，不吃煎炸、油腻及辛辣食物。

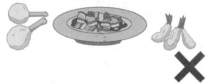

2. 合理饮食 进食易消化、营养丰富的食物，多饮水。

保持皮肤清洁

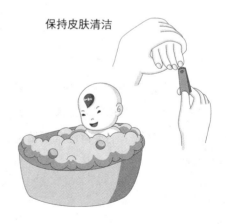

3. 皮肤护理

（1）保持皮肤清洁：皮肤瘙痒可用温水擦洗，注意动作轻柔，避免搓破皮肤；帮孩子剪短手指甲，避免抓挠损伤皮肤。

（2）保持口腔、眼、鼻清洁：
可用温水漱口，不会漱口的小宝宝
可在进食后饮水；用清水蘸湿脱脂
棉清除眼、鼻部分泌物。

帮助宝宝漱口

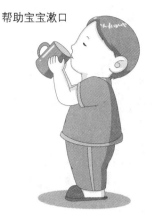

为宝宝擦拭眼睛

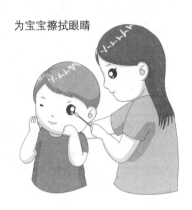

4. 合理用药 体温≥38.5℃
可遵医嘱使用退热药物；皮肤瘙痒
可局部外涂炉甘石洗剂止痒。

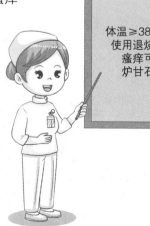

体温≥38.5℃可遵医嘱
使用退烧药物，皮肤
瘙痒可局部外涂
炉甘石洗剂止痒

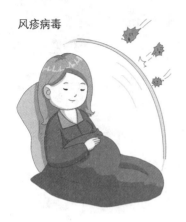

风疹病毒

5. 居家隔离 风疹在出疹前及疹退后一周均有传染性，应居家隔离至退疹后一周，避免病毒的传播。

6. 保护孕妇 避免与风疹患者接触。

四、如何预防孩子风疹？

接种风疹疫苗是最有效的预防措施，应按国家计划免疫程序按时接种。

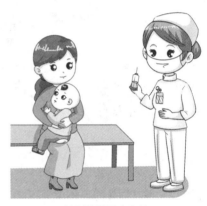

按时接种风疹疫苗

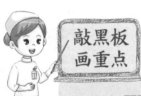

敲黑板
画重点

1. 预防风疹最有效的方法就是按时接种疫苗。

2. 风疹大多症状轻微，预后良好。

3. 患风疹后应居家隔离至出疹后一周，家长做好患儿居家护理，促进康复。

（程蕾）

第三节
水痘
——战"痘"准备，你做好了吗？

正在上幼儿园的 4 岁小朋友乐乐近两天食欲不太好，吃过晚饭妈妈发现他的脸上和身上起了几个红疹子，见孩子有些没精神，便让他早早睡了。第二天乐乐的前胸、后背和四肢上出现了很多疹子，有些疹子中间还有水疱，孩子说痒痒，总想抓挠。妈妈立刻带他去了医院，医生说乐乐得了水痘，水痘是一种传染病，需要隔离。妈妈不明白，为什么会得水痘？现在该怎么办？

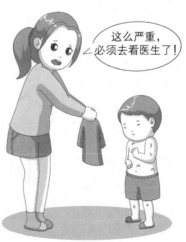

这么严重，必须去看医生了！

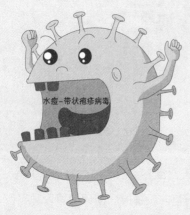

协和护士小课堂

什么是水痘？

水痘是一种小儿常见的出疹性传染病，由水痘－带状疱疹病毒引起。初次感染主要表现为水痘疱疹，多数患儿恢复后不再感染水痘，但体内潜伏的病毒再激活常会引起局部皮肤的感染，形成带状疱疹。水痘在幼儿时期发病一般不会带来严重后果。

水痘－带状疱疹病毒

一、为什么会得水痘？
水痘是怎样传播的？

水痘－带状疱疹病毒传染性很强，主要好发于未接种水痘疫苗的儿童及免疫力低下人群，可通过呼吸道飞沫传播，也可通过皮肤直接接触患者水疱液或疱液污染的物品传播。水痘病毒常在儿童集体机构中流行，冬春季高发。

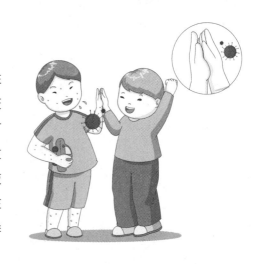

二、常见症状有哪些？

水痘通常表现为向心性分布的典型的皮疹，患儿出疹前 1~2 天可出现低热、食欲缺乏、精神萎靡等不适反应。

1. 典型的皮疹特点　开始时出现粉红色斑疹，几小时后变化为丘疹，经数小时后变化为疱疹。疱疹呈椭圆形，2~5mm 大小，伴痒感，疱疹壁较薄、易破，几天后疱疹开始结痂，结痂后 1~2 周脱落。

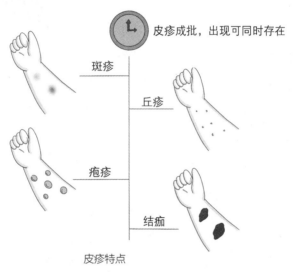

皮疹成批，出现可同时存在

斑疹

丘疹

疱疹

结痂

皮疹特点

2. 皮疹顺序　初始为头面部及躯干，最后达四肢。头面部及躯干皮疹多发，四肢较少，口腔、咽壁或外阴等黏膜也可能出疹。

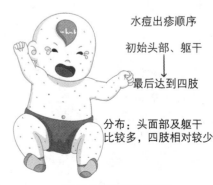

水痘出疹顺序

初始头部、躯干

↓

最后达到四肢

分布：头面部及躯干比较多，四肢相对较少

水痘出疹顺序和分布情况

3. 不留痕 水痘皮疹结痂脱落后不会留瘢痕。

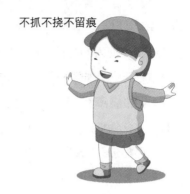
不抓不挠不留痕

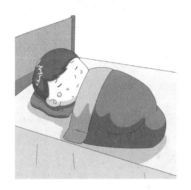

三、得了水痘该怎么办?

1. 休养恢复 注意休息，减少活动，促进机体免疫力及体力恢复。

2. 皮肤护理 保持皮肤清洁，避免抓挠疱疹。

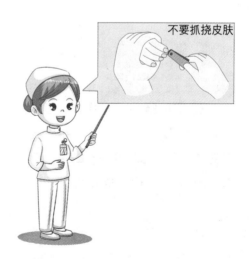
不要抓挠皮肤

3. 合理用药 体温≥38.5℃时遵医嘱给予药物降温；未破溃的疱疹可用炉甘石洗剂局部外涂止痒，疱疹破溃继发感染时可外涂抗生素软膏。

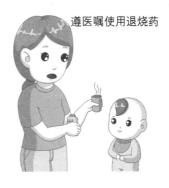

遵医嘱使用退烧药

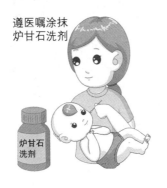

遵医嘱涂抹炉甘石洗剂

炉甘石洗剂

4. 做好消毒 被患儿疱液污染过的用具应采用洗、晒、烫、煮、烧等方式消毒。

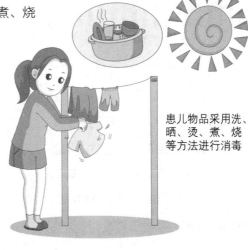

患儿物品采用洗、晒、烫、煮、烧等方法进行消毒

5. 开窗通风 房间按时通风换气，患儿应晒太阳、呼吸新鲜空气。

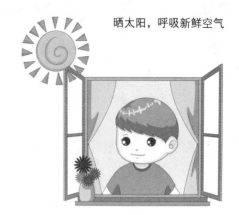

晒太阳，呼吸新鲜空气

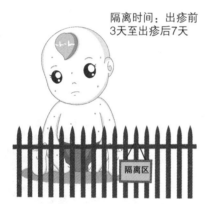

隔离时间：出疹前
3天至出疹后7天

6. 注意隔离 要居家隔离，防止传染给其他的小朋友。

四、如何预防孩子水痘？

1. 预防水痘最有效的方法是接种水痘疫苗，可有效阻断病毒感染，即使不能完全免疫，感染水痘后症状也会相对轻缓。

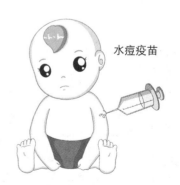

水痘疫苗

2. 做好家庭护理也可减少患病风险。

预防水痘方法

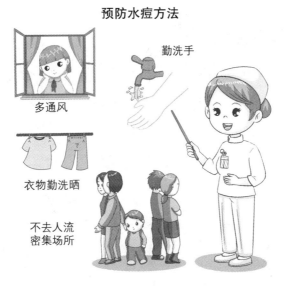

多通风

勤洗手

衣物勤洗晒

不去人流
密集场所

敲黑板
画重点

　　1. 接种水痘疫苗可有效降低水痘的感染风险。

　　2. 水痘大多预后良好，水痘发生后应做好居家隔离和
护理，遵医嘱对症用药，减轻患儿不适感。

（程蕾）

第四节
幼儿急疹
——"急疹"不需要"急诊"

**故事
情境**

　　茉莉刚满1岁，一天午后她突然发热，妈妈给她测了体温是39℃，妈妈赶快给她吃了退热药，吃过药后茉莉照常玩耍，并没有出现咳嗽、流鼻涕这些感冒症状。晚上茉莉的体温又高起来，吃过退热药后很快就睡着了。第二天一早茉莉的体温又升到了39.5℃，但能吃能玩并没有什么不适，妈妈于是就继续观察。茉莉一连烧了三天，第四天孩子体温退下来了，但是身上开始起小红疹，妈妈开始担心，不知道这到底是怎么回事，赶快带她去了医院。医生检查后说茉莉得了幼儿急疹。妈妈不明白，幼儿急疹是什么？为什么会得幼儿急疹？现在应该怎么办？

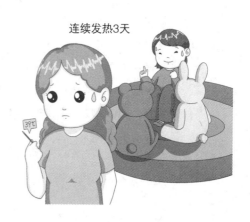

连续发热3天

协和护士 小课堂

什么是幼儿急疹？

幼儿急疹也称为玫瑰疹，是一种小儿常见的临床综合征，通常由人类疱疹病毒6型（HHV-6）引起，其他病毒如 HHV-7、肠道病毒、腺病毒等也可引起。幼儿急疹大多散发，常见于2岁以下儿童，尤其是7~13月龄时高发。

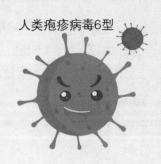

人类疱疹病毒6型

一、为什么会得幼儿急疹？幼儿急疹是怎样传播的？

孩子在没有防护措施的情况下接触了病毒感染者的飞沫，因此而发病。6个月以下小婴儿有来自母亲的抗体，因此较少感染。

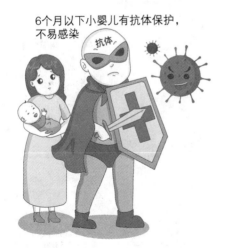

6个月以下小婴儿有抗体保护，不易感染

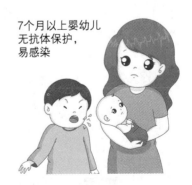

7个月以上婴幼儿无抗体保护，易感染

二、常见症状有哪些？

幼儿急疹的特征性表现为：发热3~5天后骤然退热，随之出现皮疹。大多数患儿除发热、发热时的类感冒症状、情绪烦躁外，一般情况和精神状态良好。

1. 发热　患儿无其他不适症状，可突然出现39℃以上的高热，持续3~5天后体温可降至正常。

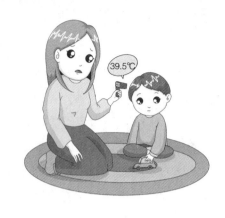

2. 皮疹　热退同时或稍后出现散在红色斑丘疹，直径2~5mm，通常先发生于颈部及躯干，以后渐渐蔓延到面部及四肢近端，持续1~2天后皮疹消退，不留任何痕迹。

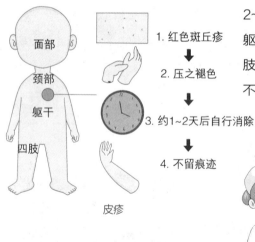

1. 红色斑丘疹

↓

2. 压之褪色

↓

3. 约1~2天后自行消除

↓

4. 不留痕迹

皮疹

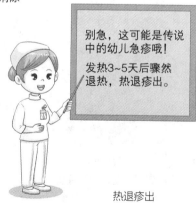

别急，这可能是传说中的幼儿急疹哦！
发热3~5天后骤然退热，热退疹出。

热退疹出

三、得了幼儿急疹该怎么办？

幼儿急疹是一种自限性疾病，预后良好，以对症支持治疗为主。

1. 居家护理 注意休息，给予患儿营养丰富、易消化的食物，多喝水，小婴儿应保证奶量摄入，尤其是发热的婴儿要充分补水。

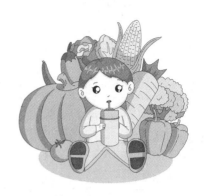

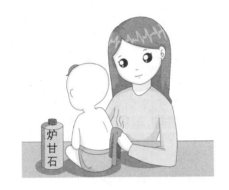

2. 皮肤护理 保持皮肤清洁，不抓挠皮疹，沐浴时避免水温过高或使用肥皂水等造成皮肤刺激，如果孩子感到皮肤瘙痒，可使用炉甘石洗剂，皮肤破损处勿使用炉甘石洗剂。

退烧药超过38.5℃才需要喂！

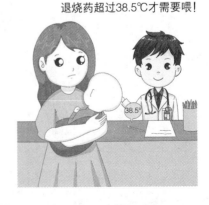

3. 合理用药 孩子高热不适时可遵医嘱使用退热药物，超过 38.5℃才需要喂！

4. 如出现持续高热、惊厥、脱水等症状，应及时就诊。

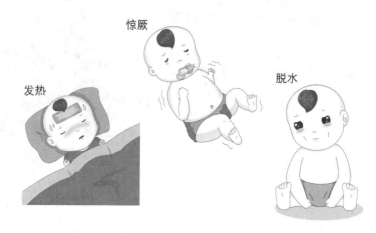

惊厥

发热

脱水

四、如何预防孩子幼儿急疹？

目前尚无预防幼儿急疹的疫苗，也没有明确的预防对策。日常生活中，家长要注意做好家庭及个人卫生，做好清洁消毒；避免去人员密集、不通风的场所活动。

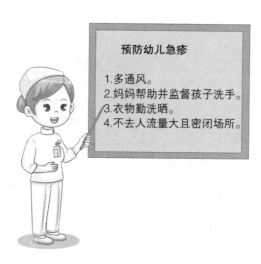

预防幼儿急疹

1. 多通风。
2. 妈妈帮助并监督孩子洗手。
3. 衣物勤洗晒。
4. 不去人流量大且密闭场所。

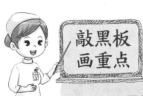

1. 目前尚无预防幼儿急疹的疫苗，日常生活中做好家庭及个人卫生，可以降低感染概率。

2. 热退疹出是幼儿急疹的典型特点，出疹后家长应做好孩子的皮肤护理。

（程蕾）

第五节
流行性腮腺炎
——"痄腮"了怎么办？

　　小宝最近两天一直食欲不好，妈妈发现她的右侧脸颊肿了，摸起来还热热的，小宝一直喊疼，体温也高了起来，妈妈给她用了退热药，但情况没有好转，脸颊越肿越大，而且另一边也开始肿起来。妈妈带他来到医院，医生检查后说小宝得了腮腺炎，腮腺炎是传染病。妈妈感到很奇怪，怎么会得这种病的？严不严重？现在应该怎么办呢？

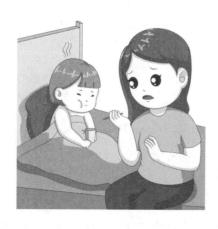

什么是流行性腮腺炎？

流行性腮腺炎是由腮腺炎病毒感染引起的急性自限性呼吸道传染病，以腮腺肿胀及疼痛为特征性表现，民间也称之为"痄腮"。流行性腮腺炎好发于冬、春季节，常在儿童集体机构中流行。预后良好，一次感染后可获得终身免疫。

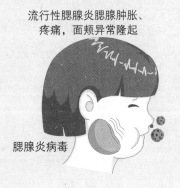

流行性腮腺炎腮腺肿胀、疼痛，面颊异常隆起

腮腺炎病毒

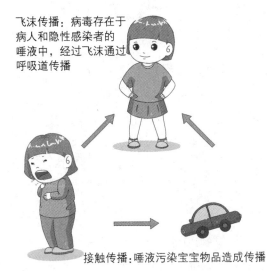

飞沫传播：病毒存在于病人和隐性感染者的唾液中，经过飞沫通过呼吸道传播

接触传播：唾液污染宝宝物品造成传播

一、为什么会得流行性腮腺炎？腮腺炎是怎么传播的？

人对流行性腮腺炎病毒普遍易感，儿童和青少年高发，尤其 5~9 岁儿童最为多见。2 岁以下的宝宝因有来自妈妈的抗体而不易发病。儿童在抵抗力降低时接触了流行性腮腺炎的患者或隐性感染者，就可能会被传染而患病。

流行性腮腺炎主要通过呼吸道飞沫及接触传播。

腮腺肿胀的前 7 天到肿胀出现后 9 天均具有传染性。

肿胀前7天 ⎰ 腮腺肿胀期 ⎱ 肿胀后9天

传染期

二、常见症状有哪些？

1. 典型表现　一侧或双侧腮腺肿大、疼痛。

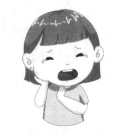

2. 腮腺肿痛特点

（1）常从一侧开始，1~4 天后波及另一侧，以耳垂为中心逐渐向前、向后、向下发展，呈现梨形肿胀。

（2）肿胀部位灼热但不红，有明显胀痛。

（3）吃酸性食物会加剧胀痛。

3. 有时还会出现不同程度的发热、头痛、咀嚼痛及食欲缺乏等症状。

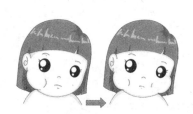

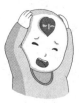
头痛

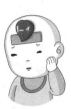
发热

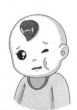
咀嚼痛

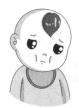
食欲不振

4. 腮腺病毒还可侵袭神经系统及其他腺体组织，引起脑膜炎、睾丸炎或卵巢炎、急性胰腺炎等，出现嗜睡、阴囊肿痛、腰部酸痛、频繁呕吐等表现。

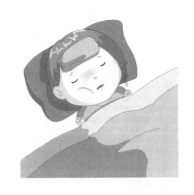

三、得了流行性腮腺炎该怎么办？

1. 卧床休息至腮腺肿胀完全消失。

2. 合理喂养　饮食清淡，主要以流食或软食为主，避免进食酸性食物。多饮水、勤漱口、注意口腔卫生。

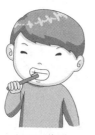

刷牙/漱口

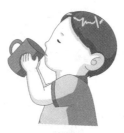

多饮水

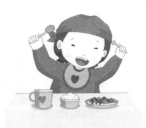

吃流食/软食

3. 合理用药　体温≥38.5℃时遵医嘱给予药物降温；腮腺局部冷敷，可使血管收缩，减轻炎症充血程度及疼痛。

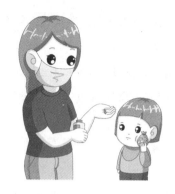

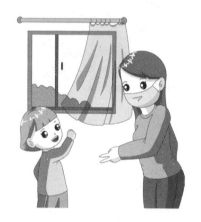

4. 居家隔离　腮腺肿胀的前7天到肿胀出现后9天均具有传染性，应居家隔离，防止传染给其他的小朋友。

5. 如出现头痛、嗜睡、呕吐、阴囊肿胀、上腹剧烈疼痛等症状时应尽快到医院就诊。

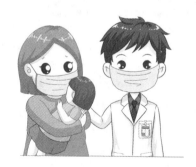

四、如何预防孩子流行性腮腺炎？

1. 根据国家计划免疫程序按时接种疫苗。

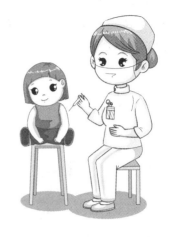

2. 流行性腮腺炎高发季节，不去人员密集的公共场所，外出时可佩戴口罩。

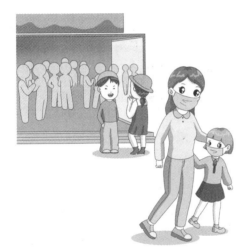

3. 饮食均衡 保证营养摄入，多饮水。

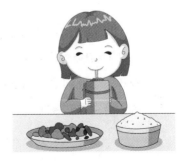

4. 注重体格锻炼 多到室外阳光充足处活动。

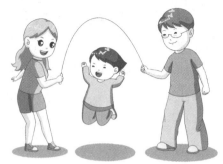

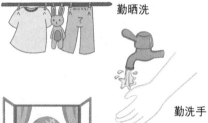

勤晒洗

勤洗手

多通风

5. 养成良好的生活习惯 做好个人卫生，勤洗手、多通风，玩具、衣物等要勤清洁、晾晒。

敲黑板
画重点

1. 预防流行性腮腺炎最好的方法就是按时接种疫苗。

2. 流行性腮腺炎是一种自限性疾病，以对症治疗为主。发热的患儿可遵医嘱使用退热药，局部冷敷可在一定程度上缓解腮腺的疼痛。

3. 一般预后良好，但应警惕并发症的出现，及时就医。

（韩丽军）

第六节
猩红热
——嘴里也能长"草莓"？

故事情境

　　5岁的小宝午睡醒来后突然开始发热，并且感觉嗓子不舒服，妈妈给他吃了退热药后未见明显好转，在耳后、颈部及前胸部还出现了像"鸡皮疙瘩"样的皮疹。妈妈带小宝去了医院，在就诊前，皮疹就几乎蔓延到了全身。医生在确诊了小宝的病为猩红热后，及时应用了抗生素，有效地控制住了感染，小宝的皮疹也在隔离的过程中逐渐消退。医生告诉小宝妈妈，幸好她带孩子就医及时，才没有出现严重的并发症。小宝妈妈很疑惑，猩红热是什么病？会不会影响孩子以后的生活？

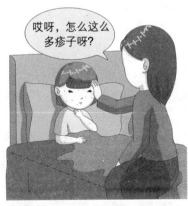

哎呀，怎么这么多疹子呀？

283

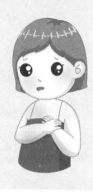

协和护士 小课堂

什么是猩红热？

猩红热是由 A 组 β 型溶血性链球菌感染所引起的急性传染性疾病，最常累及上呼吸道。多见于 3 岁以上的儿童，一年四季均可发生，冬末春初高发，温带地区多见。早期经足量抗生素抗感染治疗后，预后良好。再次感染同型链球菌时，不会再患病。

一、为什么会得猩红热？猩红热是怎么传播的？

人对 A 组 β 型溶血性链球菌普遍易感，其中儿童为主要易感人群。婴儿因有来自妈妈的抗体而不易发病。儿童在抵抗力降低时，接触了处于急性期的猩红热患儿，尤其是未经治疗的患儿，可能会被传染而患病。

猩红热的主要传播途径如下：

经空气飞沫传播

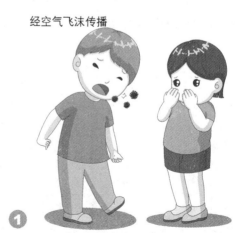

①

接触病菌污染的物品、手及食物等传播

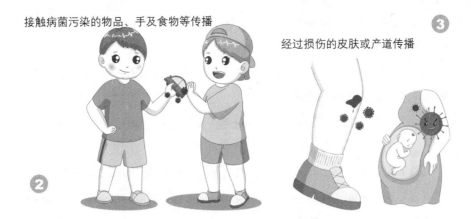

经过损伤的皮肤或产道传播

二、常见症状有哪些？

猩红热典型表现为发热、咽峡炎和皮疹。

1. 发热　体温可达 39℃，常伴有乏力、头痛、呕吐等症状。

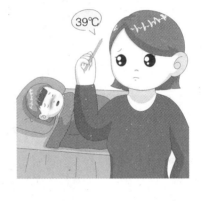

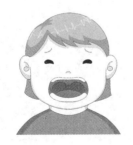

2. 咽峡炎　可见咽部充血、扁桃体红肿，表现为咽痛、吞咽痛等。

3. 皮疹　发病 24 小时内出现皮疹，始于耳后、颈部及上胸部，并可在 1 天内蔓延至全身。

（1）典型皮疹为皮肤弥漫性充血伴有针尖大小的斑丘疹，压之褪色，伴有痒感，抚摸有砂纸感。

（2）腋下、肘部及腹股沟的皮肤皱褶处皮疹密集，颜色深红，呈横线状，称为"帕氏线"或"帕氏征"。

（3）面部皮肤充血而无皮疹，口鼻周围充血不明显，形成"环口苍白"征。

（4）患病初期舌苔厚白，舌乳头红肿，称为"草莓舌"；2~3 天后白苔消退，舌面光滑呈牛肉色，称为"杨梅舌"。

环口苍白征，皮肤弥漫充血性斑丘疹，
压之褪色，有痒感

草莓舌

2~3天后

杨梅舌

（5）一周左右皮疹按出现顺序开始消退并开始脱皮，躯干常呈糠样脱屑，皮疹严重者四肢、手掌、足底可出现片样脱皮。

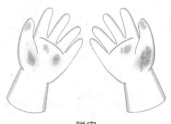

脱皮

第三章　儿童常见感染性疾病

4. 如未及时治疗，感染蔓延可引起邻近组织器官炎症，如鼻窦炎、中耳炎、淋巴结炎等；经血行播散可引发败血症；在病程 3 周左右，部分患者还可能出现变态反应性并发症。

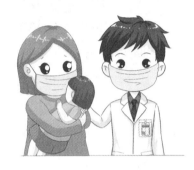

三、得了猩红热该怎么办？

1. 尽早就医　早期足量使用抗生素有助于疾病康复，出现咽痛、发热、皮疹等症状时应尽早就医，并遵医嘱用药。

2. 活动与休息　患病期间要卧床休息，避免剧烈活动。

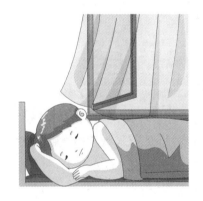

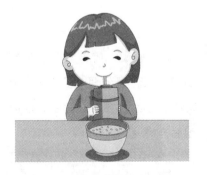

3. 合理喂养　补充充足的水分；进食清淡、易吞咽的流食或半流食，避免刺激咽部引起疼痛。

第六节　猩红热——嘴里也能长"草莓"？

287

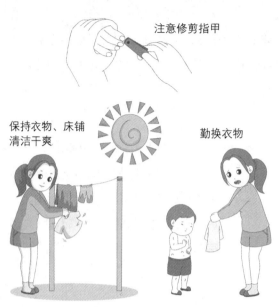

注意修剪指甲

保持衣物、床铺
清洁干爽

勤换衣物

4. 皮肤护理 出疹部位的皮肤应加强保护，皮疹瘙痒时可外涂炉甘石洗剂，为避免抓伤皮肤要注意修剪指甲；保持衣物、床铺清洁干爽。

5. 做好家庭卫生 勤开窗通风，保持空气新鲜；负责看护的家长戴口罩，勤用肥皂、洗手液及流动水洗手。

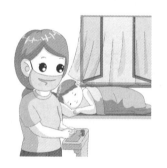

采集咽拭子进行细菌培养

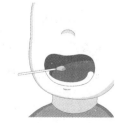

6. 隔离 患者应至少隔离治疗 6 天，直至咽拭子培养完全转阴。学龄儿童应经医生评估痊愈后方可返回学校。

四、如何预防孩子猩红热？

1. 在猩红热高发的冬、春季节，避免带孩子到人员密集的公共场所，如外出可佩戴口罩。

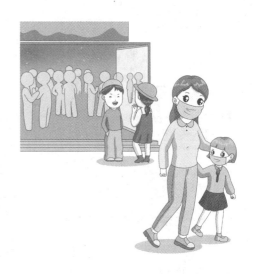

2. 如密切接触了猩红热患者，应密切进行医学观察 1 周，咽拭子 3 次培养阴性后才能解除隔离；隔离期间注意身体情况，出现发热、皮疹等症状时及时就医。

医学观察1周，咽拭子
3次为阴性，解除隔离。

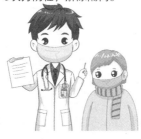

出现发热、皮疹等
症状时，及时就医

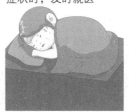

隔离和观察

3. 养成良好的生活习惯　做好个人卫生，勤洗手、多通风，孩子的餐具做好消毒，玩具、衣物等也要勤清洁。

多通风

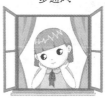

勤洗手

勤晒洗

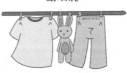

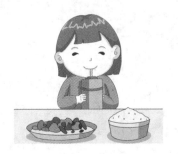

4. 饮食均衡　保证营养摄入，多饮水。

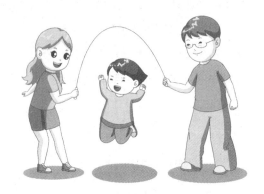

5. 注重体格锻炼　多到室外阳光充足处活动，不断提高自身抗病能力。

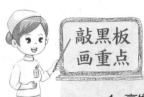

1. 高发季节孩子一旦出现发热、皮疹，一定要及时就诊，警惕猩红热的可能。

2. 猩红热本身的症状并不可怕，可怕的是致病菌引起的相关并发症，要谨遵医嘱并积极配合治疗。

3. 冬春季节避免去人流密集的公共场所，外出佩戴口罩。

4. 做好个人卫生。

（韩丽军）

第七节
手足口病
——预防更重要

**故事
情境**

小宝幼儿园放学后有些发热，吃晚饭时还一直说嘴疼不想吃饭，妈妈检查他的嘴巴发现里面有一些米粒大小的疱疹，手心、脚心上也长出了一些红疹子，这可把妈妈急坏了，赶忙带小宝去了医院，小宝被确诊为手足口病。妈妈很疑惑，这是什么病？严不严重？为什么会得手足口病呢？

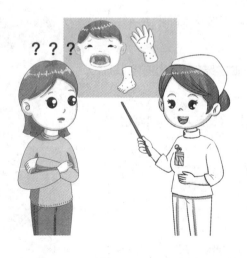

协和护士小课堂

什么是手足口病？

手足口病是由肠道病毒感染引起的一种儿童常见传染病，主要由柯萨奇病毒 A16 型（CV-A16）和肠道病毒 71 型（EVA-71）感染所致，重症病例多见于 EV-A71。在我国以夏、秋季多见，常在托幼机构中流行。

一、为什么会得手足口病？手足口病是怎样传播的？

人对肠道病毒普遍易感，各年龄段均可感染发病，5 岁以下儿童缺乏肠道病毒的保护性抗体，尤为易感。儿童在抵抗力降低时接触到手足口病的患者或隐性感染者时就可能被感染而患上手足口病。

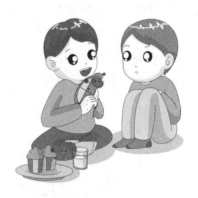

1. 接触手足口患者破溃的疱疹以及污染的手、玩具、食具、奶具、衣物等，饮用或食用被病毒污染的水和食物，均可引起感染。

2. 吸入带有病毒的呼吸道飞沫可引起感染。

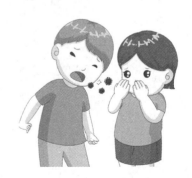

二、常见症状有哪些？

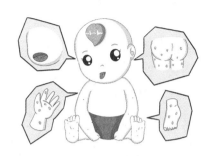

1. 手足口病最典型的表现为手、足、口腔、臀等部位出现散在的皮疹或疱疹。

2. 皮疹的特点是不痛、不痒、恢复后不会留下瘢痕。

3. 有些小朋友还会出现低热、流鼻涕、咳嗽、食欲缺乏等伴随症状。

4. 极个别的情况下手足口病患儿可快速发展为重症病例，出现脑炎、脑膜炎、脊髓炎、肺水肿、循环衰竭等并发症甚至危及生命。

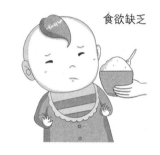

食欲缺乏

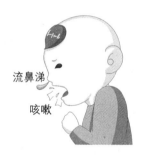

流鼻涕

咳嗽

三、得了手足口病该怎么办？

1. 活动与休息　患病期间要避免剧烈活动，可进行一些像手指游戏、讲故事的活动，保证孩子充足的睡眠。

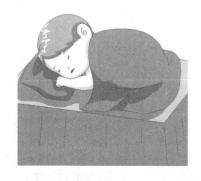

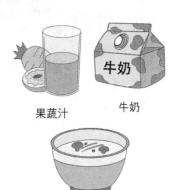

果蔬汁　　　　牛奶

鸡蛋羹

2. 调理饮食　由于小朋友口腔内有疹子，如进食酸、辣、咸等刺激性食物，可引起口腔疼痛，可以给予清淡、易消化的流质或半流质饮食，如牛奶、鸡蛋羹、果蔬汁等，避免食物过热。

3. 皮肤护理　出疹部位的皮肤应加强保护，避免搓破及抓伤；可以正常沐浴，勤换尿布，保持皮肤清洁、干爽；口腔内有疱疹的宝宝要勤漱口，多饮水，加强口腔清洁。

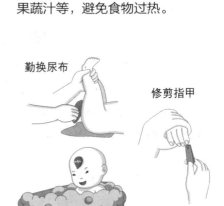

勤换尿布

修剪指甲

正常沐浴

4. 居家隔离　自发病起2周内避免与其他小朋友玩耍。

5. 当小朋友出现精神差或哭闹、烦躁不安、高热不退、频繁呕吐、嗜睡等症状时，应尽快到医院就诊。

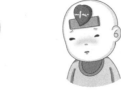

哭闹不止　　　　持续高热

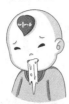

呕吐

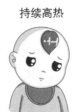

精神弱

识别早期重症表现

四、如何预防孩子手足口病？

1. 手足口病流行期间避免到人群聚集、空气流通差的场所活动，避免接触患病的儿童。

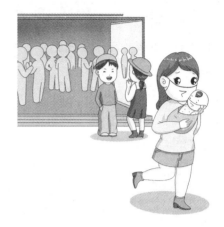

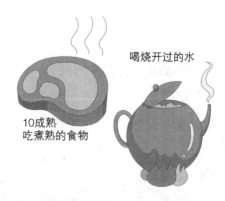

七步洗手法

夹–指缝

4弓–关节

5大–拇指

3

2外–手背

6立–指尖

1内–手心

7

腕–手腕

2. 养成良好的卫生习惯，饭前便后、外出后或接触不洁物品后要用肥皂或洗手液洗手。

3. 不吃生冷的食物，避免喝生水，注意饮食卫生。

喝烧开过的水

10成熟
吃煮熟的食物

4. 经常对小朋友使用的奶具、餐具、玩具等进行清洗消毒。

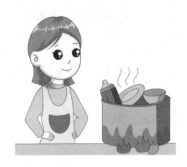

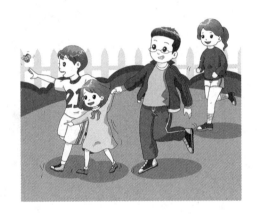

5. 锻炼身体，增强体质。

6. 到正规的医疗机构接种疫苗。

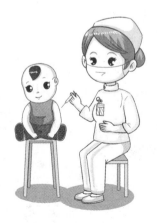

1. 目前已有针对 EV-A71 的疫苗，6 月龄 ~5 岁的儿童可以通过接种疫苗，降低因 EV-A71 感染手足口病的风险，减少重症病例的发生。

2. 手足口病是一种自限性疾病，发热的患儿可在医生指导下使用退热药物，目前没有特效抗病毒药物。

3. 手足口病患儿家长不必惊慌，做好居家护理，学会识别重症病例，早期发现，及时就医，绝大部分孩子可以在 1~2 周内痊愈，不会留下后遗症。

（周寅）

第八节

疱疹性咽峡炎

——手足口的"兄弟"

故事情境

　　5岁的果果是小宝的表姐，小宝诊断手足口病前，两个小朋友每天都在一起玩。这两天果果也开始发热，还喊着嗓子痛，吃不下饭。妈妈赶忙查看果果的手、脚，没有发现红疹子，但是果果嗓子很红，上面还有好几个灰白色的小疱。妈妈担心果果也得了手足口病，赶快带她去了医院。医生说果果患的是疱疹性咽峡炎。妈妈想知道这是什么病？跟手足口病有什么关系？得了疱疹性咽峡炎应该怎么办呢？

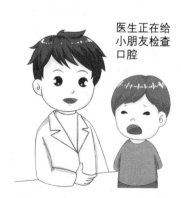

医生正在给
小朋友检查
口腔

第三章　儿童常见感染性疾病

298

什么是疱疹性咽峡炎？

跟手足口病有什么关系？

　　疱疹性咽峡炎是由肠道病毒感染引起的儿童急性上呼吸道感染性疾病，主要病原体与手足口病病原体相似，以柯萨奇病毒 A 型（CV-A）和肠道病毒 71 型（EV-A71）最为常见。四季均可发病，春夏季多见。

疱疹性咽峡炎　　　手足口

CV-A2	CV-A4	
CV-A8	CV-A5	CV-A7
CV-B4	CV-A6	CV-A9
Echovirus 3	CV-A10	Echovirus 1
Echovirus 6	CV-A16	Echovirus 4
Echovirus 9	CV-B1	Echovirus 7
Echovirus 16	CV-B2	Echovirus 19
Echovirus 17	CV-B3	
Echovirus 25	CV-B5	
Echovirus 30	EV-A71	

　　同一型肠道病毒感染后可获得持久而稳定的特异性免疫力，但引起疱疹性咽峡炎与手足口病的肠道病毒种类多样，不同种和型别的肠道病毒感染后不能提供交叉免疫保护，人群可重复感染。

一、为什么会得疱疹性咽峡炎？疱疹性咽峡炎是怎样传播的？

人对肠道病毒普遍易感，6岁以下婴幼儿自身的免疫机制尚未发育成熟，尤为易感。患儿和隐性感染者都是重要的传染源。

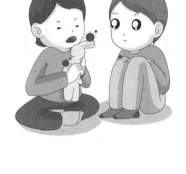

1. 肠道病毒可经胃肠道（粪-口途径）传播。

2. 经呼吸道传播。

3. 接触患者口鼻分泌物、皮肤或黏膜疱液及被污染的手及物品造成传播。

二、常见症状有哪些？

咽腭弓、软腭、
悬雍垂及扁桃体上

1. 疱疹性咽峡炎的特征性表现为咽部充血、口腔黏膜上出现粟粒大小的灰白色疱疹且周围有红晕。疱疹多见于咽腭弓、软腭、悬雍垂及扁桃体上。

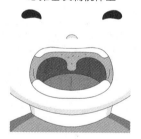

2. 疱疹破溃后形成浅溃疡，引起咽痛、流涎、吞咽困难等症状。

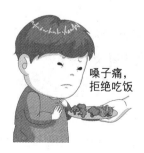

嗓子痛，
拒绝吃饭

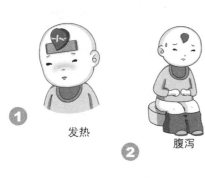

① 发热

② 腹泻

3. 患儿常伴随发热，有的患儿还会出现咳嗽、流涕、呕吐、腹泻等症状。

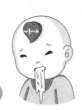

③ 呕吐

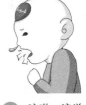

④ 咳嗽、流涕

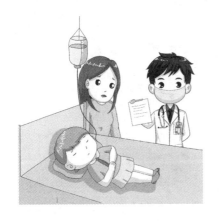

4. 极少数重症患儿（多为 EV-A71 引起）会出现脑炎、无菌性脑膜炎、急性弛缓性麻痹、肺水肿、心肌炎等并发症，甚至危及生命。

三、得了疱疹性咽峡炎怎么办？

疱疹性咽峡炎属于自限性疾病，病程持续一周左右，绝大部分疱疹性咽峡炎预后良好。

1. 活动与休息 患病期间避免剧烈活动，多注意休息，促进机体免疫力及体力恢复。

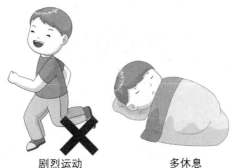

剧烈运动　　　多休息

2. 调理饮食 口腔内疱疹破溃疼痛时，可以给宝宝选择清淡、有营养的流食或半流食，不吃过烫、辛辣、酸、粗硬等刺激性食物。

果蔬汁　　牛奶

鸡蛋羹

3. 口腔护理 保持口腔清洁，饭后可用生理盐水或淡盐水漱口，不会漱口的宝宝可以擦拭口腔。

妈妈为宝宝清洁口腔

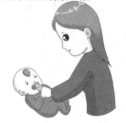

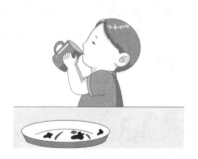

4. 合理用药 发热的患儿可以在医生指导下使用退热药物。

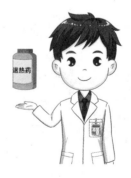

5. 居家隔离　自发病起2周内避免与其他小朋友玩耍。

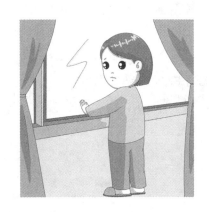

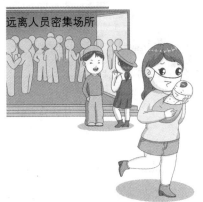

远离人员密集场所

四、如何预防孩子疱疹性咽峡炎？

1. 疱疹性咽峡炎流行期间避免到人群聚集、空气流通差的场所活动，避免接触患病的儿童。

2. 养成良好的卫生习惯，饭前便后、外出后或接触不洁物品后要用肥皂或洗手液洗手；勤剪指甲。

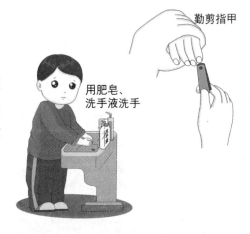

勤剪指甲

用肥皂、
洗手液洗手

3. 不吃生冷的食物，避免喝生水，注意饮食卫生。

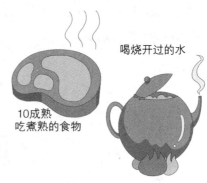

喝烧开过的水

10成熟
吃煮熟的食物

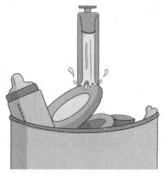

4. 经常对小朋友使用的奶具、餐具、玩具等进行清洗消毒。

5. 锻炼身体，增强体质。

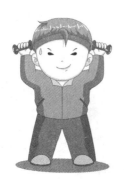

6. 到正规的医疗机构接种疫苗。

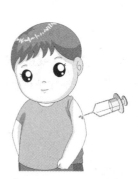

1. 疱疹性咽峡炎大多预后良好，极少数 EV-A71 感染的患儿可出现严重并发症。当宝宝出现高热不退、精神差、烦躁不安、频繁呕吐、嗜睡等症状时，应尽快就医。

2. 疱疹性咽峡炎和手足口病都是肠道病毒感染引起，不同类型病毒之间无交叉免疫，5 岁以下的宝宝可能发生反复感染。宝宝日常应养成良好卫生习惯，避免感染的发生。

3. 目前已有针对 EV-A71 的疫苗，6 月龄 ~5 岁的儿童可以通过接种疫苗，降低因 EV-A71 感染疱疹性咽峡炎的风险，减少重症病例的发生。

（周寅）

第九节
病毒性胃肠炎
——宝宝上吐下泻的"真凶"

小宝放学回家有些没精神，不想吃饭，还说肚子痛，吃完晚饭没多久小宝就吐了，还出现了头痛、发热。妈妈给他吃了退热药，就让其捂着被子睡觉了。第二天，小宝的症状非但没有缓解，还开始拉肚子，一上午的功夫拉了3次水样便，看着小宝又拉又吐，妈妈不敢再让小宝吃东西了，赶快带他去了医院。小宝被诊断为病毒性胃肠炎，医生说为避免脱水，小宝需要立即补液。

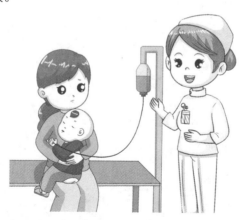

协和护士 小课堂

什么是病毒性胃肠炎？

病毒性胃肠炎又称为病毒性腹泻，是一组由多种病毒引起的急性肠道传染病。最常见的病原体有轮状病毒、诺如病毒和肠腺病毒等。全年均可发病，秋冬季相对高发。

一、为什么会得病毒性胃肠炎？病毒性胃肠炎是怎样传播的？

病毒性胃肠炎可发生在各年龄层，婴幼儿胃肠道生理发育和免疫状况不成熟，更易患病。病毒主要经粪－口途径传播、接触传播及空气传播的方式造成感染。病毒携带者、隐性感染者及患者都具有传染性。

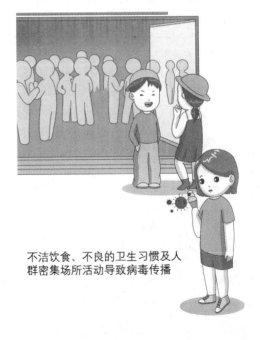

不洁饮食、不良的卫生习惯及人群密集场所活动导致病毒传播

307

二、常见症状有哪些？

1. 病毒性胃肠炎病变在肠黏膜，主要表现为恶心、呕吐、腹痛、腹泻（水样便或稀便）。

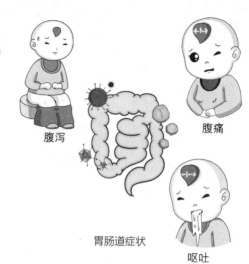

腹泻

腹痛

胃肠道症状

呕吐

2. 有些患儿可伴有发热、食欲降低、头痛、肌肉酸痛等，有些患儿还可能出现上呼吸道感染的症状。

食欲缺乏

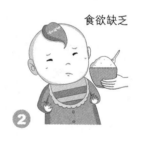

②

发热

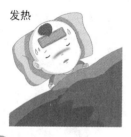

①

头痛

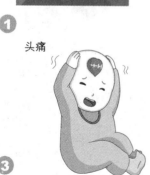

③

肌肉酸痛

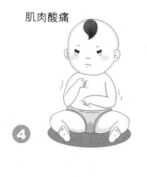

④

咳嗽

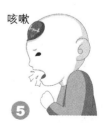

⑤

3. 呕吐、腹泻严重的患儿可能出现脱水及酸中毒。

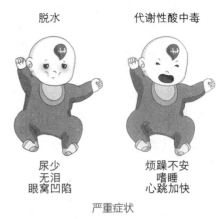

脱水　　　　代谢性酸中毒

尿少　　　　烦躁不安
无泪　　　　嗜睡
眼窝凹陷　　心跳加快

严重症状

三、得了病毒性胃肠炎该怎么办？

病毒性胃肠炎是自限性疾病，目前没有特异性的治疗方法，以对症支持治疗为主。

1. 充分休息　患病期间减少不必要的活动，保证孩子充足的睡眠，促进体力恢复。

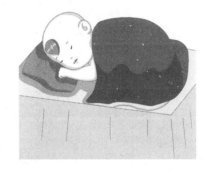

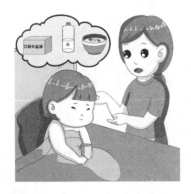

2. 补充水分及电解质　从出现腹泻即开始补液治疗，首选口服补液盐。呕吐、脱水严重的患儿应遵医嘱静脉补液。

3. 合理饮食　个体化安排饮食，呕吐严重的患儿可适当减少进食，少量多次进流质或半流质易消化的食物，随呕吐症状减轻逐渐过渡到正常饮食。母乳喂养的患儿可继续母乳喂养，增加哺乳频次及哺乳时间。

呕吐严重时，少量多次进流质或半流质易消化食物

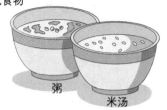

粥　　米汤

呕吐症状减轻后逐渐过渡到正常饮食，
避免高糖、高脂及粗纤维食物

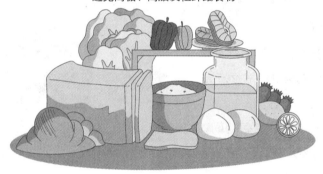

4. 避免交叉感染　患儿患病期间居家隔离，妥善处理排泄物，避免暴露；患儿的玩具、餐具应注意清洗、消毒。

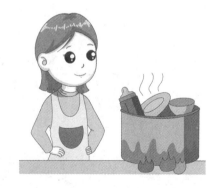

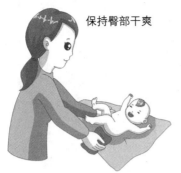

保持臀部干爽

5. 臀部护理　保持臀部干爽，便后可用温水清洗臀部，避免反复擦拭搓破皮肤，造成继发感染。

6. 宝宝出现频繁呕吐、剧烈腹痛、黏液或脓血便、尿量减少、皮肤干燥、眼窝凹陷、哭泣无泪等症状时应及时就医。

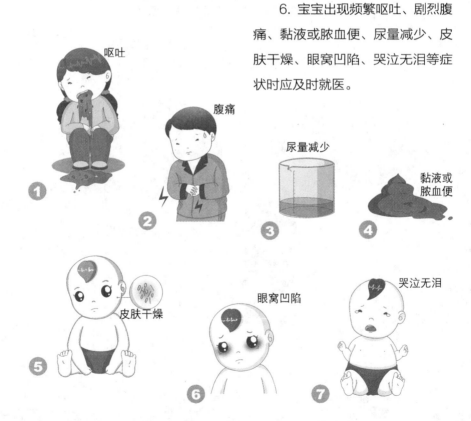

呕吐

腹痛

尿量减少

黏液或脓血便

皮肤干燥

眼窝凹陷

哭泣无泪

四、怎样预防病毒性胃肠炎？

1. 注意饮食卫生　水和食物煮熟后再食用；不与他人共用餐具；厨房生熟分开，接触生食的餐具、厨具应及时清洗消毒。

水和食物煮熟后再食用，不与他人共用餐具，厨房生熟分开，
接触生食的餐具、厨具应及时清洗消毒

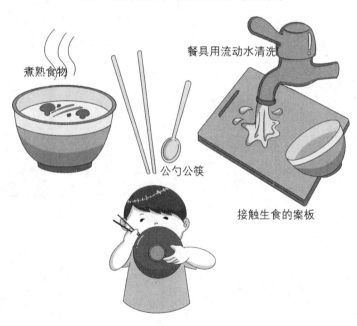

煮熟食物

公勺公筷

餐具用流动水清洗

接触生食的案板

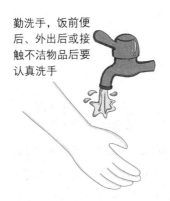

勤洗手，饭前便后、外出后或接触不洁物品后要认真洗手

2. 注意个人卫生　勤洗手，饭前便后、外出后或接触不洁物品后要认真洗手。

3. 流行季节，避免去人多的公共场所，减少感染的机会。

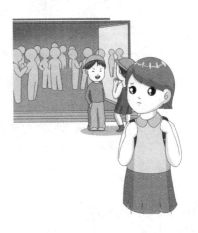

4. 接种疫苗　目前已有轮状病毒疫苗进入临床应用，接种疫苗可以降低轮状病毒感染的风险，减少重症腹泻的发生。

口服轮状病毒疫苗

1. 病毒性胃肠炎是一种自限性疾病，多数患者症状轻微，可以很快自愈。患儿患病期间家长应注意做好病情观察，记录患儿大小便次数、量和性状等，如出现病情加重及时就医。

2. 及时补充水和电解质对腹泻治疗尤为重要，腹泻出现时就应该开始口服补液盐以补充水分和电解质，避免脱水和电解质紊乱。

3. 接种疫苗可降低轮状病毒感染的风险，减少重症腹泻的发生。

（周寅）

第十节
流行性感冒
——流感季节何以解忧？

小宝爸爸最近几天有些头疼、发热，还全身酸痛，就在家休息没有去上班。没过两天小宝也突然出现了发热，一下体温就升高到了 39℃，昏昏沉沉没有力气，还一直喊冷，鼻塞，流鼻涕，也不愿意吃饭喝水。妈妈给他吃了退热药，但很快体温又会升高。爸爸、妈妈见小宝的症状不见好，还开始咳嗽，赶快带他去了医院。医生给小宝和爸爸做了化验，说他们都得了流行性感冒。妈妈很困惑，什么是流行性感冒？严重吗？怎么避免感染？现在应该怎么办呢？

什么是流行性感冒？

流行性感冒简称流感，是由流感病毒引起的急性呼吸道传染病。流感病毒可分为甲、乙、丙三型，流行大多由甲、乙型病毒引起。流感病毒传染力强，一年四季均可发生，我国北方地区冬春季高发，南方地区夏季和冬季高发，常突然发生并迅速传播。

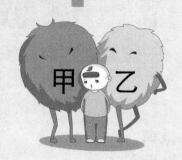

一、为什么会得流行性感冒？流行性感冒是怎么传播的？

人类对流感病毒普遍易感，感染后可对同型病毒产生免疫，但维持时间短。各型及亚型之间无交叉免疫，且甲型流感病毒变异多，故人类常反复患流感。学龄前儿童和学龄期儿童发病率最高，其中5岁以下儿童是重症流感的高危人群。

流感患者和隐性感染者均可通过呼吸道分泌物排出病毒，并通过飞沫直接传播，也可通过被病毒污染的物品间接传播。

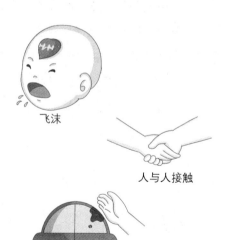

飞沫

人与人接触

与被污染的物品接触

传播途径

二、常见症状有哪些?

1. 流行性感冒的典型表现　突发高热、头痛、全身酸痛、乏力，伴有轻度呼吸道症状。病程大概 4~7 天。

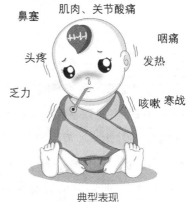

典型表现

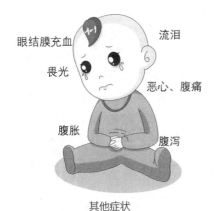

其他症状

2. 患儿还可伴有眼结膜充血、畏光、流泪，以及恶心、腹痛、腹泻、腹胀等症状。

3. 抵抗力低下的高危人群可出现严重并发症，如病毒性肺炎、呼吸衰竭等，严重的可危及生命。

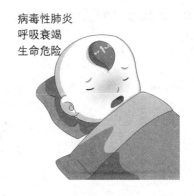

三、得了流感怎么办？

流行性感冒具有自限性，大多为轻症病历，一般 3~14 天可自愈。目前已有针对甲型和乙型流感的有效抗病毒药物，如奥司他韦（口服制剂）、扎那米韦（吸入剂）、帕拉米韦（静脉用药）等，可减轻流感症状，减少重症病例的发生。

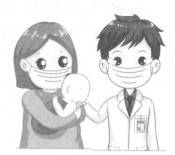

尽早就医

1. 合理用药　尽早遵医嘱使用抗病毒药物。发热的患儿可遵医嘱使用退热药。

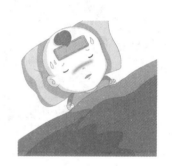

2. 活动与休息　患病期间卧床休息，减少活动，促进体力恢复。

3. 合理喂养　给予易消化的清淡饮食，多饮水，勤漱口，注意口腔卫生。

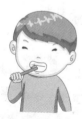

刷牙/漱口

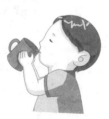

多饮水

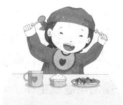

清淡饮食

4. 居家隔离　防止传染给他人。

5. 婴幼儿、慢性心肺疾病及免疫功能低下的人群要格外警惕并发症的出现，及时就医。

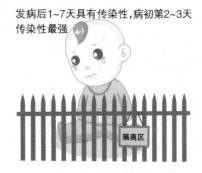

发病后1~7天具有传染性，病初第2~3天传染性最强。

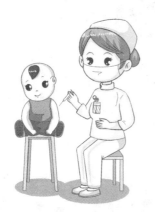

四、如何预防孩子流感？

1. 接种疫苗　每年接种流感疫苗是预防流感最有效的方法。

2. 流感高发时期，尽量少带孩子去人员密集的公共场所，外出时佩戴口罩。家人患病应做好隔离，避免交叉感染。

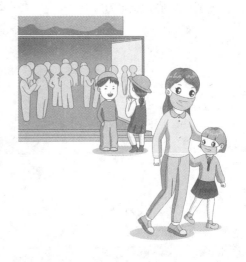

3. 养成良好的生活习惯，多通风，勤洗手，孩子的玩具、衣物等要勤清洁。

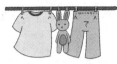

勤洗晒

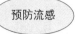

预防流感

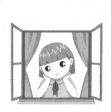

多通风

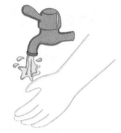

勤洗手

4. 注重体格锻炼，多到室外阳光充足处活动。

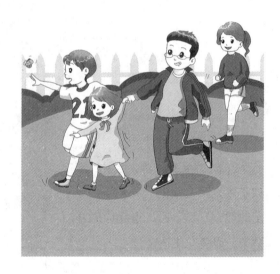

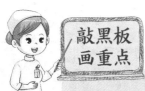

敲黑板
画重点

　　1. 每年接种流感疫苗是预防流感最有效的方法。

　　2. 流行性感冒具有自限性，但其并发症比较严重，一旦出现流感症状，做好隔离的同时应尽早就医。

　　3. 目前已有针对流感病毒的有效药物，早期应用可减轻症状，减少重症病例的发生。

（韩丽军）

协和
护士说

儿童常见意外伤害的预防及处理

第一节
跌落伤
——跌落后能马上抱起吗？

　　4 岁的小宝正是活泼好动、充满好奇心的年纪，这一天小宝发现爸爸的书柜上有一个特别可爱的玩偶，就想拿下来玩一玩。可是书柜太高了，这时小宝灵机一动，费了九牛二虎之力将吃饭用的椅子拖到书柜前，哼哧哼哧爬上了椅子。小宝踮着脚努力去够玩偶，脚下没站稳，就朝下摔了下去，眼看着脑门上就长出了一个大"犄角"，小宝"哇"地哭了出来。奶奶听到哭声马上赶来抱起了小宝，你觉得小宝奶奶做得对吗？

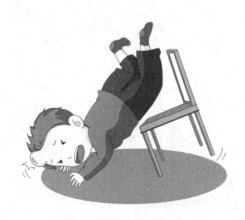

协和护士 小课堂

为什么儿童容易发生跌落？

跌落伤位于儿童非致死性伤害的第二位，为什么儿童容易发生跌落呢？由于儿童平衡能力、自我控制能力和应激反应能力较成人差，当出现地面湿滑、有障碍物或站立在高处时，极易发生跌落。由于男孩生性好动，男孩跌落伤发生率高于女孩。

一、发生跌落要如何处理？

1. 判断周围环境是否安全，是否需要先脱离危险环境再进行下一步救治。

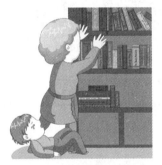

避免书架砸到孩子

2. 若环境安全，先静观10~20秒，观察内容如下：

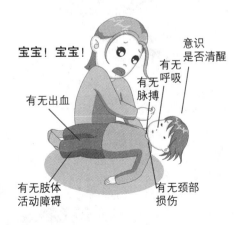

宝宝！宝宝！

意识是否清醒

有无呼吸

有无脉搏

有无出血

有无肢体活动障碍

有无颈部损伤

3. 切勿随意搬动患儿或摇晃头部判断意识，以免造成二次损伤。

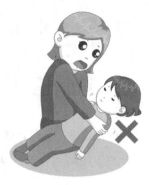

4. 若意识、心跳、呼吸全部丧失，应立即给予心肺复苏（详见本章第 8 节）。

5. 其他外伤如擦伤、骨折、出血、肿胀等处理措施详见本章第 10 节。

6. 若出现以下表现，应送至医院救治：

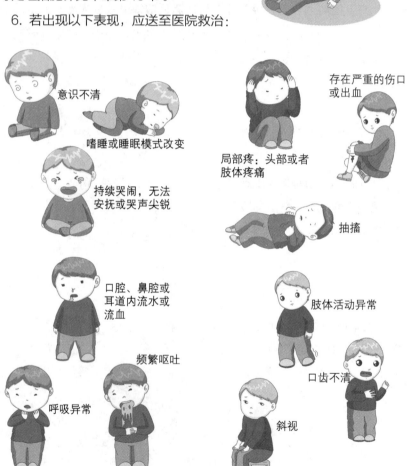

意识不清

嗜睡或睡眠模式改变

持续哭闹，无法安抚或哭声尖锐

存在严重的伤口或出血

局部疼：头部或者肢体疼痛

抽搐

口腔、鼻腔或耳道内流水或流血

频繁呕吐

肢体活动异常

口齿不清

呼吸异常

斜视

异常表现

7. 如仅表现为以下症状，可暂时居家观察：

（1）意识清楚。

（2）哭闹，但哭声与以往相似，可安抚。

（3）无抽搐、头痛、呕吐等症状。

（4）轻微擦伤。

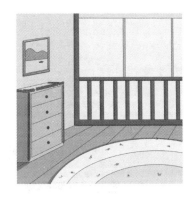

二、如何预防孩子跌落伤？

1. 居家设计　可采用安装防护栏、防撞条、地垫及防滑措施。

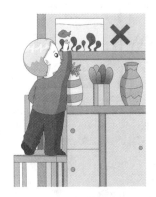

2. 教育孩子不要随意攀爬高处和翻越栏杆。

3. 儿童在上下楼梯时注意安全，避免追跑打闹。

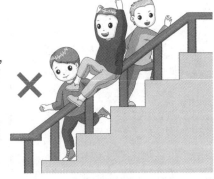

4. 婴儿时期应安装床挡，避免坠床。

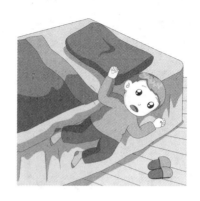

5. 地面湿滑或有障碍物时，应设置警示标志并教会孩子认识警示标志。

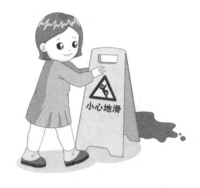

6. 交叉路口、人多的复杂路段，安全骑行，必要时推行。

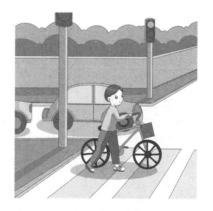

7. 户外活动时，应检查有无下水道、水沟等危险因素。

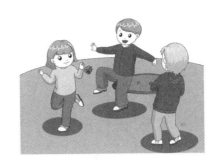

8. 儿童应在老师和家长的指导下参加体育运动，并使用防护用具。

先别跑，戴上护膝再运动！

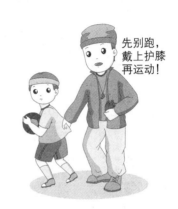

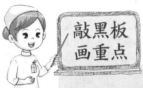

敲黑板
画重点

1. 儿童发生坠落时，先静观 10~20 秒，不要第一时间抱起或搬运孩子。

2. 掌握居家观察、送至医院和就地急救的指征，采取正确的处理措施。

3. 如不能准确判断伤情，切勿挪动或搬运患儿，应第一时间联系急救中心，等待急救人员到来。

（李杨）

第一节　跌落伤——跌落后能马上抱起吗？

气管异物

——去医院还是就地抢救？

　　3 岁的小宝在公园和小贝哥哥玩耍，小贝哥哥拿出果冻和小宝分享。果冻刚刚入口，两人就追跑玩耍了起来。一会儿，小宝奶奶就发现小宝不能说话了，面色青紫，并且用手紧紧地抓住喉咙。小贝妈妈着急地喊："一定是果冻呛到气管里了，快拍拍！"小贝妈妈说的是正确的吗？果冻怎么就呛入气管了呢？发生气管异物时应该怎么做？

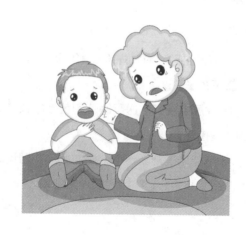

协和 护士 小课堂
为什么会发生气管异物？

颈部有两条管路，气管和食管，它们共用一个入口：咽喉。食管是食物的通道，气管是气体的专用通道，为防止食物进入气管，气管就在自己头上安了一个自动门——会厌。为方便气体进入，会厌平时是敞开的，发生吞咽动作时会立刻关闭，封住气管的入口，不让食物进入。

气管异物多发生在边进食边说话的过程中，此时会厌受到干扰，无法准确封住入口，就导致异物进入气管。婴幼儿由于喉保护机制和吞咽功能不健全，更易发生气管异物。

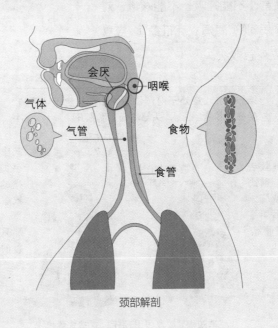

颈部解剖

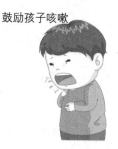

一、发生气管异物该怎么办呢?

1. 鼓励咳嗽 对于能够有效咳嗽的儿童,提示气管未完全堵塞,应鼓励其咳嗽,咳出异物,避免剧烈叩打胸部引起异物移位加重窒息,同时立即送医院就诊。

让儿童趴在救护者膝盖上,头部低于背部,另一只手掌根部在两肩胛骨连线中点用力拍击

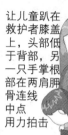

2. 拍背法 不能自然咳出异物者可采用拍背法。

3. 腹部冲击法(海姆立克基本手法) 出现失音、不能呼吸、不能咳嗽、双手抓住喉咙等表现(海姆立克征象),应立即实施海姆立克急救法。

第一步:儿童处于前倾位站立(若儿童较矮可骑坐在施救者腿上),头部略低,嘴张开

腹部冲击法
——站立式

第二步:施救者脚呈弓步,前脚置于儿童双脚之间,从背后用手臂环绕儿童腰部

腹部冲击法
——坐式

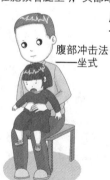

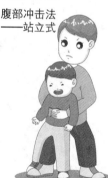

第三步:施救者一手握拳,用大拇指的一侧顶住被救者脐上两指处,另一手握住握拳那只手,快速用力向后上方挤压儿童腹部

第四步:重复以上动作,直至异物排出

4. 叩背－胸部挤压法　婴儿（≤1岁）发

生气管异物堵塞时可采用叩背－胸部挤压法。

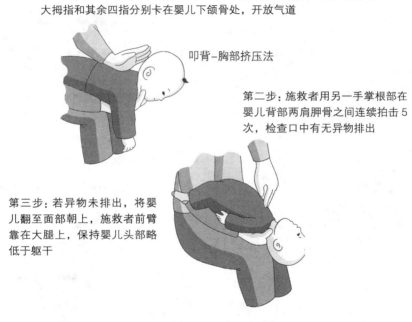

第一步：婴儿趴在施救者前臂及大腿上，保持头部稍向下倾。施救者大拇指和其余四指分别卡在婴儿下颌骨处，开放气道

叩背–胸部挤压法

第二步：施救者用另一手掌根部在婴儿背部两肩胛骨之间连续拍击5次，检查口中有无异物排出

第三步：若异物未排出，将婴儿翻至面部朝上，施救者前臂靠在大腿上，保持婴儿头部略低于躯干

第四步：救者用一手示指和中指冲击婴儿胸骨中下段（两乳头连线中点正下方）5次，检查口中有无异物排出。重复以上动作，直至异物排出

二、如何预防孩子发生气管异物？

为孩子营造安全的生活环境和培养良好的生活习惯是预防气管异物的重要手段！

避免给5岁以下儿童吃果冻和坚果等危险食物

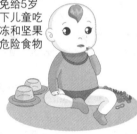

年幼儿童需在监护下玩玩具，避免玩耍拆卸成小块的玩具

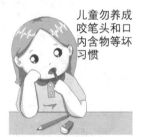

儿童勿养成咬笔头和口内含物等坏习惯

儿童哭闹时不要强行喂药

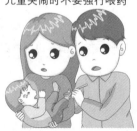

儿童应养成良好的用餐习惯，进食时，不要嬉笑哭闹，家长不要打骂孩子

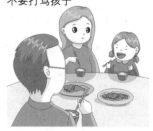

不要在小儿容易触碰到的地方放置小件物品，如纽扣、图钉、硬币等

图钉

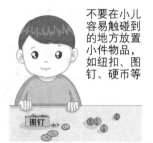

发生呕吐时，将头偏向一侧，避免误吸

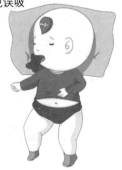

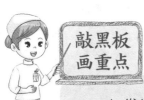

1. 发生气管异物堵塞时，急救黄金时间只有 4 分钟，应立即根据不同年龄和表现选择正确的急救手段，并请旁人拨打急救电话。

2. 若在实施救护措施过程中出现呼吸、心搏骤停，应立即实施心肺复苏。

（李杨）

第三节
乘车安全
——不只有安全座椅

夏天到了，小宝一家人准备自驾游去草原玩。小宝开心地坐上了他的专属安全座椅，由于早晨出发比较早，刚刚出发 30 分钟，小宝就睡着了。此时妈妈看到小宝歪着头睡觉，便说："这么睡太难受了，还是我抱着睡吧。"这时爸爸赶忙阻止，"那可不行，抱着不安全，还是让他自己坐在安全座椅上吧。"你的身边是不是也发生过这样的事呢？

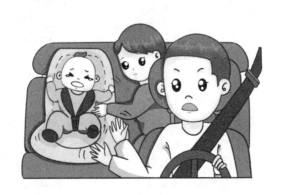

协和护士 小课堂

二手安全座椅可以用吗

随着孩子年龄的增长，有些安全座椅仅仅使用了两三年就需要更换了，很多宝妈觉得没有必要买新的，那么可以使用二手安全座椅吗？其实，安全座椅是有"有效期"的，随着时间的推移，安全座椅上的部件可能会老化。因此，使用二手安全座椅前需查看说明书上的使用期限，确定安全座椅是否"有效"。其次，如果汽车发生过车祸，那么汽车中的安全座椅就不能再继续使用，即使只是"小车祸"。因此，使用二手安全座椅前应充分了解它的全部历史，如果不能确定，那么就不要使用。

一、如何保证儿童的乘车安全？

（一）私家车

1. 正确使用安全座椅。

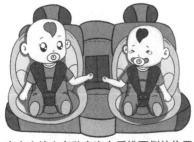

安全座椅应安装在汽车后排两侧的位置

①

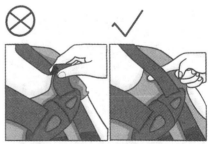

约束带的松紧程度以能伸进一根手指为宜

②

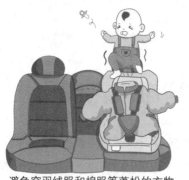

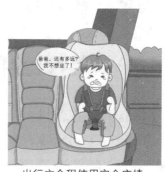

避免穿羽绒服和棉服等蓬松的衣物
乘坐安全座椅，以免孩子挣脱出去
③ 或者被甩出来

④ 出行应全程使用安全座椅

正确使用安全座椅

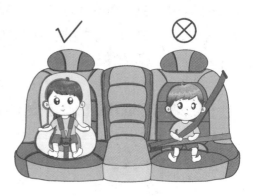

2. 正确使用安全带

（1）身高 <1.2m 的儿童，
不能使用成人安全带，而需使
用安全座椅。

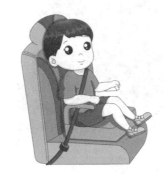

（2）身高 1.2~1.45m 的
儿童，放置专用增高垫后可以
使用成人安全带。

（3）1.45m 以上的儿童，可以直接使用成人安全带，一根安全带从一侧肩部上穿过胸腹至另一侧手臂下一端，另一根安全带从腹部穿过，两根一起系在腰部位置（肚脐以下，髋关节以上），腿部要求膝关节至少在坐垫边缘位置或以外。

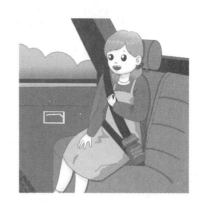

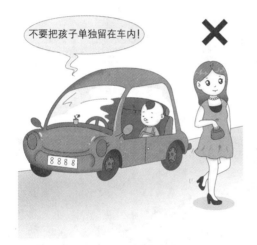

不要把孩子单独留在车内！

3. 避免儿童单独待在车中，以防儿童缺氧、中暑和误操作汽车。

4. 不要让儿童自行上下车，以防被周围车辆碰到。

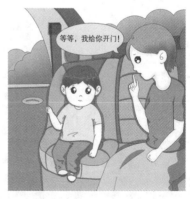

等等，我给你开门！

5. 避免在车内打闹、吃东西。

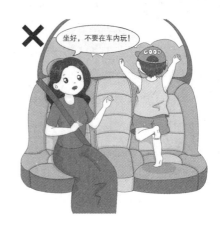

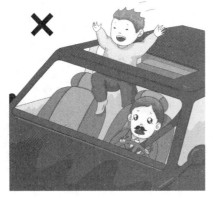

6. 不要让孩子将身体探出车窗或天窗。

7. 身高 <1.45m 的儿童禁止乘坐副驾驶位置。

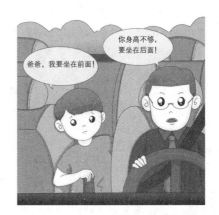

8. 必要时启动车门儿童锁和车窗锁。

按下这里后，车窗只能由主驾控制

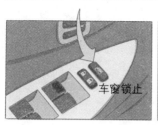

车窗锁止

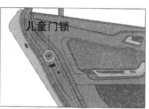

儿童门锁

（二）公共交通

乘坐公共交通工具注意事项
如下：

1. 在指定地点排队候车，有
序上车。

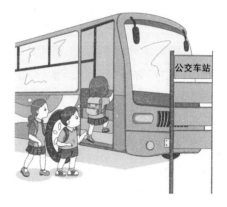

公交车站

2. 避免追赶公共交通工具。

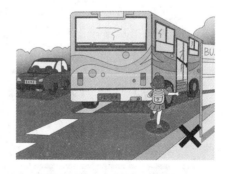

3. 乘坐时应扶稳坐好。

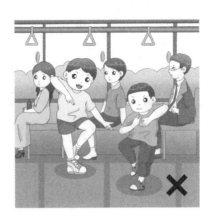

二、如何挑选安全座椅？

1. 结合孩子的年龄、身高和体重选择合适的安全座椅。

2. 选择具有安全认证标准（中国采用 3C 认证和国际 GB27887—2011 标准，欧洲采用联合国欧洲经济委员会汽车法规 ECE 标准）的安全座椅。

3. 选择与车辆接口（欧标的为 ISOFIX 接口；美标的为 LATCH 接口）相符的安全座椅。

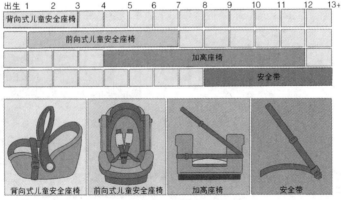

安全座椅选择标准

1. 家长应全面评估儿童年龄、身高和体重，结合安全座椅的说明书选择合适且符合标准的安全座椅。

2. 出行全程正确使用安全座椅。

3. 纠正儿童不良乘车习惯，以保证儿童的乘车安全。

（李杨）

第四节
烧烫伤
——烧烫伤的五字口诀

故事情境

　　小宝妈妈正在厨房做饭，突然听到小宝从客厅传来"啊"的一声大叫，赶忙跑出来，发现刚刚出锅的热汤被小宝打翻在手臂上。爷爷着急地说："快，赶紧上医院！"奶奶抱过小宝，说"赶紧，先把家里的牙膏涂上点，这样好得快！"此时，小宝妈妈也手足无措道："要不要先把衣服脱下来？"在众人的争执中，小宝爸爸脱下小宝的衣服后发现烫伤的地方出现了大小不一的水疱。儿童发生烧伤、烫伤应该怎么做呢？

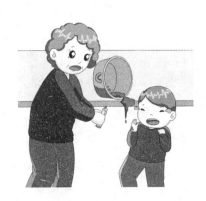

协和护士小课堂

什么是烧烫伤？

烧伤是自然界中各种能量（热、光、电、化学、射线等）作用于人体后引起的全身性损害，通常把热液（热水、热汤等）烧伤、蒸汽烧伤、高温固体（烧热的金属）烧伤称为烫伤。烧伤和烫伤最主要的表现是皮肤红肿、水疱、疼痛，甚至出现焦痂。大部分的烧烫伤事故发生在厨房，其次发生在客厅，第三位是浴室。

一、发生了烧烫伤如何紧急处理？

无论是烧伤还是烫伤，第一步都应迅速脱离致伤现场，消除致伤源。

（一）烧伤处理

1. 火焰烧伤 迅速灭火，脱去着火的衣服，若不能脱下，平卧于地慢慢滚动躯体，或用棉被、毯子等压灭火焰，切忌呼喊、奔跑、赤手扑火。

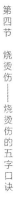

第四节 烧烫伤——烧烫伤的五字口诀

2. 化学品烧伤

（1）磷和酒精烧伤： 酒精在空气中越烧越旺，磷可在空气中自燃。因此，不宜将创面暴露在空气中，宜用清洁的湿布覆盖，浸入冷水中或用流动水冲洗。

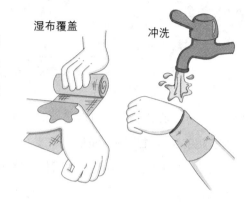

湿布覆盖　　冲洗

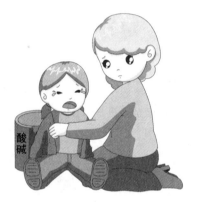

酸碱

（2）酸 / 碱烧伤： 应立即脱去沾有酸 / 碱的衣物，用清水反复冲洗烧伤部位，不要为寻找中和剂而延误救治时机。

（3）生石灰烧伤： 先取出生石灰颗粒后再冲洗，以防生石灰遇水产热，加深烧伤。

简单处理后，按照烫伤的急救原则进行进一步处理。

先清除生石灰颗粒

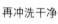
再冲洗干净

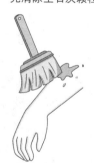

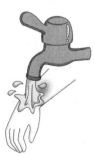

（二）烫伤处理

冲：用流动的冷水持续冲洗烫伤的部位，连续15~20分钟。

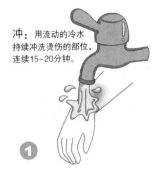

❶

脱：小心除去衣物，避免将水疱弄破，如发生粘连，可用剪刀剪开衣服

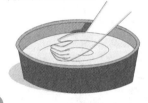

❷

泡：烫伤部位浸泡在冷水中10~15分钟，严禁泡在冰水中，以免冻伤肌肤及影响伤口愈合

❸

盖：用纱布或干净的毛巾覆盖，避免创面感染

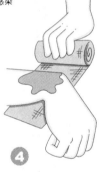

❹

送：经过以上急救处理后，迅速将孩子送往附近的医院进一步处理

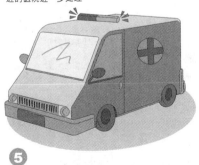

❺

二、如何避免烧烫伤？

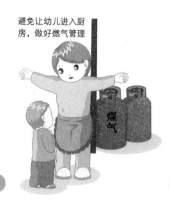

避免让幼儿进入厨房，做好燃气管理

煤气

①

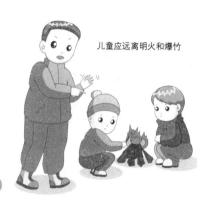

儿童应远离明火和爆竹

②

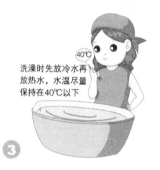

洗澡时先放冷水再放热水，水温尽量保持在40℃以下

40℃

③

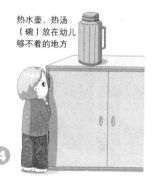

热水壶、热汤（碗）放在幼儿够不着的地方

④

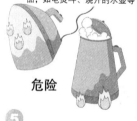

避免让幼儿接近有高温蒸汽的物品，如电熨斗、烧开的水壶等

危险

⑤

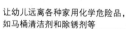

让幼儿远离各种家用化学危险品，如马桶清洁剂和除锈剂等

⑥

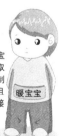

使用暖宝宝及热水袋取暖时，控制好温度，且不要直接接触皮肤

暖宝宝

⑦

预防烧烫伤

1. 发生烧烫伤后，最重要的不是第一时间去医院，而是用流动水冲洗 15~20 分钟。

2. 冲泡过程中避免儿童出现低体温，若烧烫伤面积大于 10%，应注意保暖。

3. 不要弄破水疱，切忌在创面上涂抹酱油、牙膏等，以免创面感染及影响医生对创面的判断。

（李杨）

宠物咬伤

——不可忽视的"伤害"

**故事
情境**

　　宝妈给腾腾和宠物犬球球准备了美食。他俩正吃着，结果一不留神，腾腾用手戳了球球的眼睛，球球就反咬了腾腾的手指，幸亏咬伤不重，宝妈慌慌张张地给腾腾简单冲洗了一下伤口，就赶紧带着去医院了。她想不通为什么如家人般的宠物也会突然变得暴戾咬人？她对自己没有看管好孩子感到很自责，不知道被狗咬伤后应该如何处理伤口？腾腾虽然已经接受了狂犬疫苗注射，还会不会出现其他问题呢？

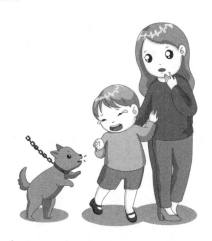

什么是狂犬病？

　　狂犬病是一种由狂犬病毒引起的动物源性传染病，在自然界的储存宿主主要有犬、猫等食肉目动物，蝙蝠、浣熊、狐狸、臭鼬等野生动物也是常见传染源。被发病动物咬伤或抓伤后，带病毒的唾液从伤口或破损的皮肤黏膜侵入人体，病毒也可经呼吸道、消化道感染。感染者发病时呈高度兴奋状态，伴有狂躁、恐惧不安、流涎、肢体发麻，并出现恐水现象：怕水、怕光、怕声，故又称恐水症。一旦发病，死亡率100%。

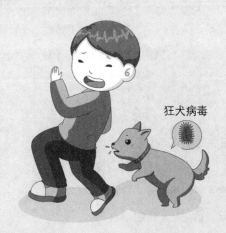

狂犬病毒

一、被宠物咬伤后如何处理？

1. 冲洗伤口　被宠物咬伤后，立即、就地、快速使用流动清水、肥皂水或者两者交替反复冲洗伤口 15 分钟以上。冲洗时，让伤口充分暴露，并用力挤压伤口周围软组织，尽量冲洗彻底。

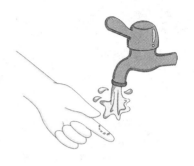

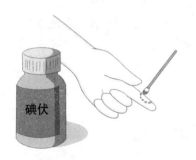

2. 消毒伤口　用碘伏进行消毒处理，有效去除伤口上的狂犬病毒，可减少 40% 发病率。除伤口过大或伤及大血管需要止血外，一般局部伤口不用任何外用药物，不能缝合、不可包扎。

3. 注射疫苗　尽量在咬伤 24 小时内注射狂犬疫苗！注射狂犬疫苗大多使用 2-1-1 四针免疫程序接种法，分别在就诊当天、第 7 天、第 21 天注射，注射后需在医院留观一段时间，确认被咬伤者没有发热、头痛、乏力或者注射部位未出现红、肿、热、痛等不良反应后再离开。

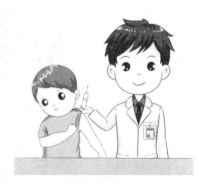

二、如何预防孩子孩子被宠物咬伤？

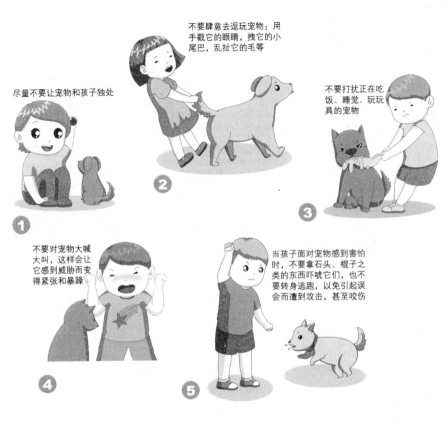

不要肆意去逗玩宠物：用手戳它的眼睛，拽它的小尾巴，乱扯它的毛等

尽量不要让宠物和孩子独处

不要打扰正在吃饭、睡觉、玩玩具的宠物

①

②

③

不要对宠物大喊大叫，这样会让它感到威胁而变得紧张和暴躁

当孩子面对宠物感到害怕时，不要拿石头、棍子之类的东西吓唬它们，也不要转身逃跑，以免引起误会而遭到攻击，甚至咬伤

④

⑤

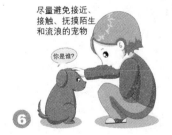

尽量避免接近、接触、抚摸陌生和流浪的宠物

你是谁？

⑥

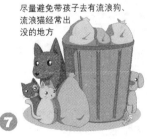

尽量避免带孩子去有流浪狗、流浪猫经常出没的地方

⑦

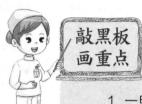

敲黑板
画重点

1. 一旦发生宠物咬伤应立即、就地、快速、反复冲洗伤口，并及时送到附近医院进行伤口处理并注射狂犬疫苗。

2. 去医院前一定要先咨询医院是否具备疫苗接种的能力和资质。

3. 让孩子和宠物安全相处至关重要，科学养宠，防患于未然。

（于素杰）

第六节
儿童中暑
——"热病"的"冷"处理

　　爸爸正带着亮亮在公园里玩耍，突然亮亮说自己口渴、头晕、想吐，起初爸爸以为只是天气热的原因，想着找一处荫凉歇息一会儿，但随即亮亮额头冒汗、晕倒在了地上。爸爸立刻抱起亮亮去了社区医院。医生说这是中暑的表现，小朋友的身体素质较成人弱，在烈日直射下活动时间过长，极易引起中暑。那么，孩子中暑后应该如何救治？有哪些措施可以预防中暑呢？

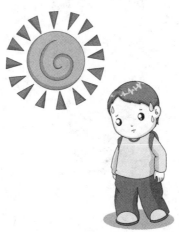

什么是中暑？

中暑是指在高温和热辐射的长时间作用下，机体无法忍受温度的升高，造成体温调节功能失调，水、电解质代谢紊乱，以及神经系统等脏器功能损伤。根据病情轻重可将中暑分为先兆中暑、轻症中暑、重症中暑三种类型。先兆中暑是指在高温环境中活动一段时间出现体温升高、头晕、头痛、眼花、耳鸣、乏力、口渴、行走不稳等症状。如果不及时休息和补充水分，体温可继续升高（>38℃），同时还会出现血压下降、脉搏细弱、恶心、呕吐等症状，称为轻症中暑。重症中暑表现为体温大于 39℃，全身无力、大汗后抽搐、意识模糊，甚至意识丧失。

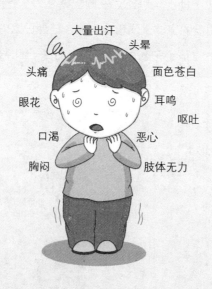

大量出汗　头晕　头痛　面色苍白　眼花　耳鸣　呕吐　口渴　恶心　胸闷　肢体无力

一、儿童发生中暑如何救治？

1. 立即脱离高温环境，尽快将孩子转移至荫凉通风处或有电扇、空调的室内，室内温度可设定在 20~25℃。

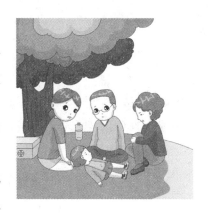

2. 将孩子置于平卧位休息，头偏向一侧，防止发生呕吐。

3. 解开衣扣或脱去孩子的衣物，包括鞋袜等，让他尽可能散热；当孩子体温高于 38℃ 时，可用温湿毛巾擦拭全身，或用冰袋置于额头、腋下、颈部两侧、腹股沟等身体大动脉处冰敷，同时避免同一部位放置冰袋时间较长而引起冻伤。

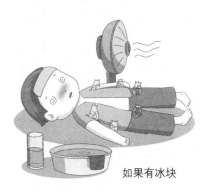

如果有冰块

4. 如果孩子清醒，可适当饮水，大量出汗者可给予口服补液盐或者含其他电解质的饮料，积极补充水分和盐分；如果中暑情况非常严重，患儿出现意识模糊、抽搐、昏迷等症状，切忌喂水，应立即送往医院救治。

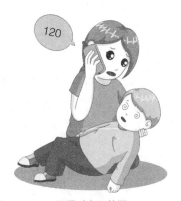

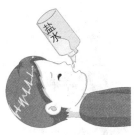

补充水分和盐分　　　　严重时立即就医

5. 很多家庭备有藿香正气水、风油精、清凉油等解暑药物，但藿香正气水的酒精含量达40%~50%，风油精、清凉油含有樟脑、薄荷，这些成分都会影响到孩子的生长发育，建议儿童慎用。

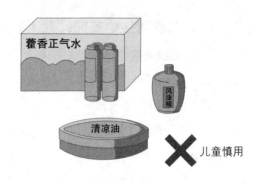

藿香正气水

风油精

清凉油

✖ 儿童慎用

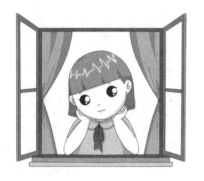

二、如何预防孩子中暑？

1. 开窗通风 室内注意开窗通风，保持温、湿度适宜。

2. 孩子着装 夏季孩子衣着要宽松、透气，可根据环境温度的变化来调节衣物的多少。

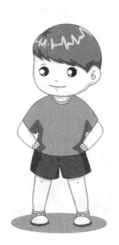

3. 消暑食物 夏季让孩子多喝水，家里常备些西瓜、绿豆汤、酸梅汤等消暑食物。

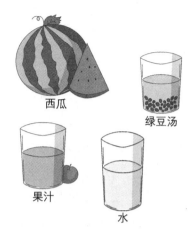

西瓜

绿豆汤

果汁

水

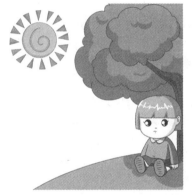

4. 减少暴晒 尽量避免在 11 时到 15 时高温时段外出，避免长时间在阳光下暴晒，多去荫凉处休息。

5. 使用防晒用具 外出时随身携带遮阳伞、小扇子，戴好太阳帽、太阳镜等，免受阳光直射。

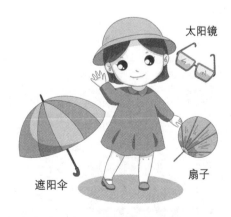

太阳镜

遮阳伞

扇子

1. 中暑是一种威胁生命的急症。

2. 为减少儿童中暑的危险，家长应该提前做好预防措施，防止使儿童暴露在高温的条件下。

3. 儿童发生中暑时，家长不要惊慌，积极降温是缓解中暑的关键，但切记要缓慢降温，不可骤降。如症状严重或无缓解时需立即送往医院进行救治。

（于素杰）

第七节
眼外伤
——意想不到的眼睛"杀手"

爸爸带着牛牛在体育场跑步，突然，一个足球朝牛牛飞了过来，牛牛来不及躲闪，足球刚好撞到了他的右眼。爸爸着急地问："怎么样，有没有什么不舒服？"牛牛揉了揉右眼说："刚才被砸得有一点疼，现在好了"。爸爸见牛牛的眼睛没有什么异常，便也没再多过问。谁知几天以后，牛牛突然对爸爸说他的右眼看不清东西了，爸爸赶忙将牛牛带到医院检查，结果医生说牛牛的右眼视网膜周边有脱离，还有裂孔。那么，儿童发生眼外伤应如何处理呢？

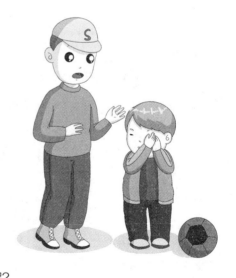

什么是儿童眼外伤？

　　眼睛由于受到外界侵害，受伤后会发生不同程度的损伤和视力障碍。由于儿童年龄小，缺乏自我保护意识，对危险事物的识别能力差，容易受到外界机械性、化学性伤害。如因沙粒、灰尘、小飞虫等进入眼睛造成异物伤；因球类、石头、玩具、爆炸气流等打击眼睛造成眼钝挫伤；因铅笔、剪刀、竹签、一次性注射器等刺伤眼部造成穿通伤；因石灰、硫酸、消毒液、干燥剂等化学物质对眼部造成化学性眼外伤。

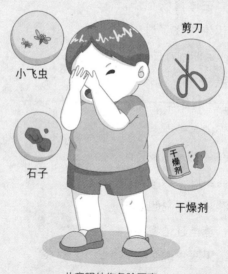

小飞虫　　剪刀　　石子　　干燥剂

儿童眼外伤危险因素

第四章　儿童常见意外伤害的预防及处理

一、儿童眼外伤的应急措施有哪些？

1. 若有异物进入眼睛，不应用手揉搓眼睛，这样会加重眼角膜损伤。可用清水反复清洗眼睛，且反复眨眼睛，异物可随泪液流出眼外。若异物感没有缓解，则需去医院诊治。

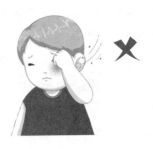

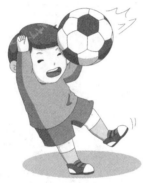

眼钝挫伤

2. 若发生眼钝挫伤，孩子出现眼眶肿胀、淤血或眼外炸伤时，先用冷水毛巾或冰袋进行局部冷敷，可以达到止痛、消肿的作用。然后送往医院进行伤口的专业清洗消毒、伤口缝合以及眼底检查。

3. 眼部发生穿通伤后，要立即就医。送往医院的过程中，要注意安抚孩子的情绪，减少哭闹，避免眼内容物涌出。严禁用水冲洗或者涂抹药物；若有异物残留，不可擅自拔出；可用清洁的纱布盖住眼睛，不要用手按压。

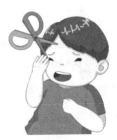

眼部穿通伤

4. 若发生化学性眼外伤（生石灰除外），应该即刻用大量清水冲洗眼睛。冲洗至少 15 分钟，同时翻转眼睑、转动眼球，充分将化学物质洗净。冲洗完毕，立即就医。生石灰溅入眼内后，勿用手揉，也禁止直接用水冲洗，应先用棉签或干净的手绢一角将生石灰粒拨出，然后再用水冲洗伤眼。

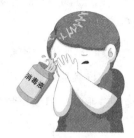

化学性眼外伤

二、如何预防孩子眼外伤？

预防孩子眼外伤最根本的措施就是为孩子创造一个安全的环境！

1. 家具安全　少购买带有锐角的家具或者给家具装上柔软的保护套。

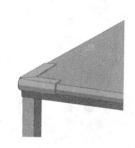

2. 避免追逐受伤　将刀、剪、针等锐利物品放在孩子触及不到的地方，也不要让孩子拿着铅笔、棍棒、弹弓、玩具枪等追逐打闹。

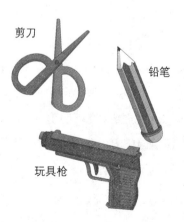

剪刀

铅笔

玩具枪

3. 远离爆炸物　不玩鞭炮类的爆炸物品，远离放炮现场。

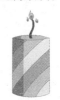
远离爆炸物

4. 化学物品　避免孩子接触消毒剂、清洁剂、胶水、油漆等化学物品。

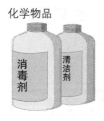
化学物品
消毒剂　清洁剂

5. 避免动物伤　避免孩子接近不受约束的牲畜、家禽，以防被动物的尖嘴啄伤眼睛或者被动物的爪子抓伤眼睛。

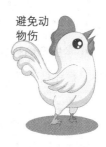
避免动物伤

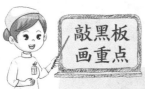
敲黑板画重点

　　1. 儿童喜好玩耍，为减少眼外伤，应告知儿童主动远离各种危险性物品，尽量确保活动场地的安全性。

　　2. 儿童一旦发生眼外伤，应选择正确的应急处理措施并尽早就医。

（于素杰）

第八节
儿童溺水
——水之祸

新闻报道，2020年6月21日，重庆8名小学生相约在河滩玩耍，期间一名小学生不慎失足落水，其余7名小学生前去施救，造成施救学生一并落水。经过连夜搜救，8名小学生全部打捞出水，均已无生命体征。

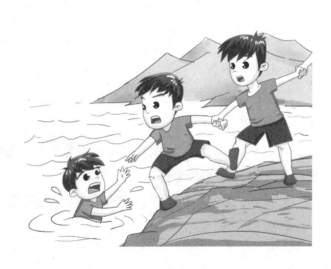

第四章 儿童常见意外伤害的预防及处理

366

协和护士小课堂
你知道溺水信号吗

　　溺水是一种在液态介质中导致呼吸障碍的过程。除了河边、游泳池，卫生间的浴盆、马桶都是溺水的高危场所。水深 5cm 的地方，只要 2 分钟，宝宝就可能溺亡。其实溺水者很少能够挥手示意或大声呼喊救命，溺水的真实信号如下：

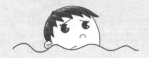

头部在水中异常起伏

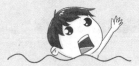

过度张嘴换气或挣扎

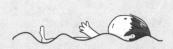

只游不动

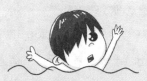

头发遮住额头或眼睛

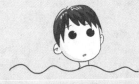

眼神呆滞

一、发生溺水要怎么做呢？

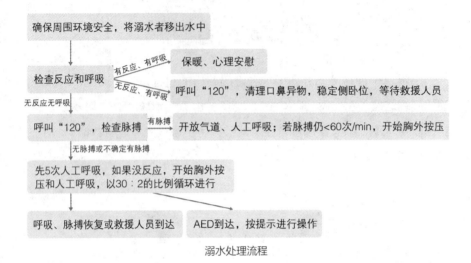

确保周围环境安全，将溺水者移出水中

↓

检查反应和呼吸 —有反应、有呼吸→ 保暖、心理安慰

—无反应、有呼吸→ 呼叫"120"，清理口鼻异物，稳定侧卧位，等待救援人员

无反应无呼吸↓

呼叫"120"，检查脉搏 —有脉搏→ 开放气道、人工呼吸；若脉搏仍<60次/min，开始胸外按压

无脉搏或不确定有脉搏↓

先5次人工呼吸，如果没反应，开始胸外按压和人工呼吸，以30：2的比例循环进行

↓

呼吸、脉搏恢复或救援人员到达　　AED到达，按提示进行操作

溺水处理流程

儿童心肺复苏要点

（1）稳定侧卧位：此体位可防止舌后坠以及呕吐物堵塞气道，保持气道通畅。

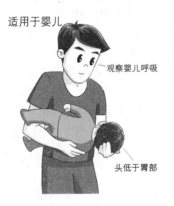

适用于婴儿

观察婴儿呼吸

头低于胃部

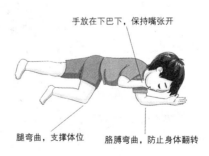

适用于儿童

手放在下巴下，保持嘴张开

腿弯曲，支撑体位　　胳膊弯曲，防止身体翻转

（2）开放气道，人工呼吸。

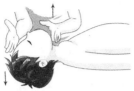

轻抬下巴，下压额头，以开放气道

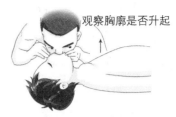

观察胸廓是否升起

捏住鼻子，深吸一口气，用嘴包住溺水儿童的嘴，慢慢吹，每次超过1秒

（3）胸外按压：按压频率为100~120 次 /min，深度为胸廓厚度的 1/3。

1）双手环抱拇指按压法：适用于新生儿和婴儿，两手掌及四手指托住婴儿两侧背部，双手大拇指按压胸骨下 1/2 处。

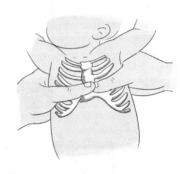

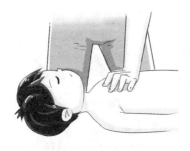

2）单手按压：1~8 岁儿童可单手或双手按压。

3）双手按压：8岁以上儿童双手交叠按压，手掌根部垂直按压胸骨下半段。

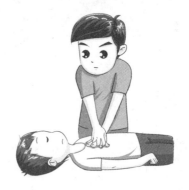

不同年龄段儿童胸外按压方法

二、如何预防儿童溺水

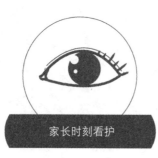

家长时刻看护

坚持让儿童使用救生圈、救生衣等帮助漂浮的装置

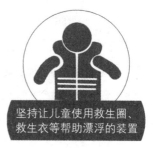

教会儿童水中生存技巧

*大声呼救，保持镇静，
*不要挣扎，尽量保持头后仰，
*使口鼻露出水面，保存体力，
*寻找漂浮物，防止淹没。

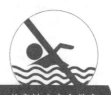

儿童涉水安全教育

*不到陌生水域游泳
*不到无安全设施、无救生员的水域游玩
*不独自在河边、水塘边玩耍
*不贸然下水救人、手拉手救人

溺水的预防

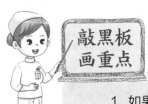

敲黑板
画重点

1. 如果颈动脉无搏动，不要浪费时间控水，即刻行心肺复苏。

2. 如果溺水者已经淹没超过 5 分钟，应进行心肺复苏。

3. 施救者不要盲目下水，可将木棍或衣服等递给溺水者，也可借助浮力救援设备或船接近溺水者，两人一同下水施救比单人施救更安全。

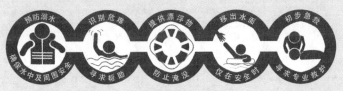

溺水生存链

（周㬳）

消化道异物

——祸从口入

饭后，2岁的淘淘呕吐不止，妈妈认为淘淘是得了"肠胃炎"，在家观察了几天仍不见好转，而且一连3天都没有排便。这下妈妈有点紧张了，赶紧带淘淘去了医院。X线检查显示，淘淘的肚子里有5个连成圈的小球。妈妈后背一阵发凉："这怎么像之前买的玩具巴克球啊？"医生立即为淘淘行开腹手术，术中发现这5个小球虽然分布在不同肠段，但却牢牢地吸在一起，导致几处肠壁穿孔。由于病情较重，术后治疗了一周淘淘才脱离了危险。

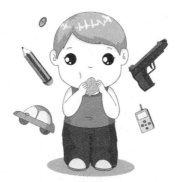

1. 消化道异物为什么好发于儿童

婴幼儿自身的咽防御反射发育不健全，防止异物进入食管的能力差，特别是正处于口欲期的婴幼儿，喜欢把物体含在嘴里，更增加了误咽的风险。学龄前儿童由于自控能力差，常因进食过快及进食过程中说话、打闹而造成误咽。

2. 消化道异物有多危险

异物类型	常见物品	危险性
尖锐的异物	枣核、牙签、鱼刺等	容易划伤食管，甚至会引起局部感染或穿孔，严重的可致主动脉弓大出血
	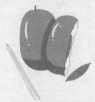	
长条形异物	铁钉、棒棒糖棍等	会滞留在胃内不易排出，引起胃黏膜损伤，甚至穿孔
	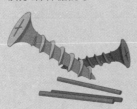	

异物类型	常见物品	危险性
腐蚀性强的异物	电池 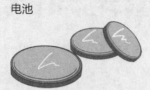	很容易泄漏,引起消化道腐蚀伤
两个或以上的磁铁	巴克球 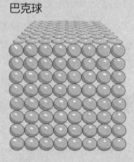	会把胃肠组织吸在一起,导致局部缺血坏死,引发肠穿孔、肠梗阻、肠瘘等
圆钝的异物	硬币、棋子、戒指 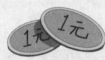	及时排出损伤较小;若为金戒指这类较重的金属,会沉入胃底,无法随胃蠕动排出,可致胃黏膜损伤、出血甚至穿孔

一、发生消化道异物要如何救治？

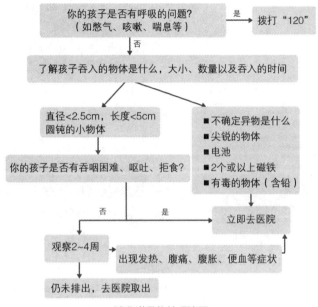

消化道异物处理流程

二、如何预防孩子消化道异物？

1. 家长应对婴幼儿加强看护并进行安全教育，不让儿童随意吞食物体。

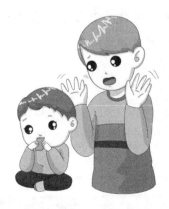

2. 加强防范意识，高危物品妥善存放，尽量不让儿童接触到。

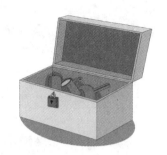

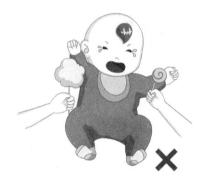

3. 培养孩子良好的进食习惯，勿逗笑或呵斥孩子，孩子哭闹时勿用食物诱哄。

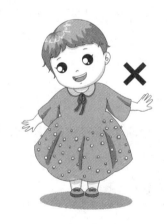

4. 孩子衣物应简单舒适，避免衣物上奇异的饰品引起其好奇。

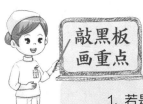

1. 若是圆钝的小物体，可适当进食韭菜、芹菜等富含纤维素的食物，促进肠道生理性蠕动，利于异物排出。等待异物排出期间，每次大便后仔细检查有无异物，直至完全排出。

2. 若不确定异物是否为圆钝物体，不得随意催吐或导泻，应立即停止进食水，尽快到医院就诊。

3. 吞金者，应尽早去医院。

（周昃）

第十节
外伤
——家有"熊孩子"，妙招不可少

**故事
情境**

三岁的强强活泼好动，喜欢骑平衡车，一次骑平衡车时不小心撞在了石头上，他下意识地用手掌撑地，手臂、膝盖都擦破了皮。妈妈为他清洁伤口时，强强感觉前臂疼痛剧烈，妈妈便带他去附近医院检查，医生为他拍了X线片，显示右前臂骨裂。

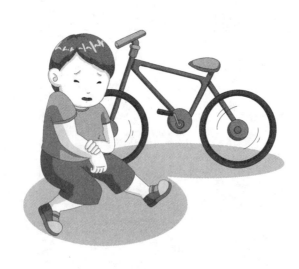

第四章 儿童常见意外伤害的预防及处理

378

协和护士 小课堂

儿童常见外伤有哪些？

开放性伤口：皮肤破损、有出血，如擦伤、割伤、刺伤。

闭合性伤口：皮肤没有破损但皮下组织出血，如挫伤、扭伤、闭合性骨折。

一、儿童发生外伤如何处理？

（一）应急处理流程

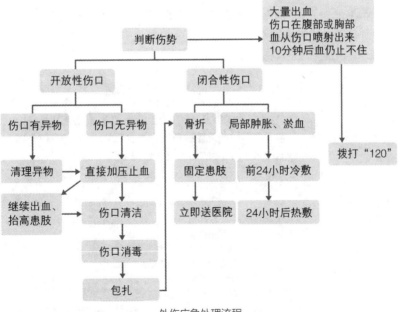

外伤应急处理流程

第十节 外伤——家有"熊孩子"，妙招不可少

379

（二）处理方法及要领

1. 开放性伤口　重点是止血和预防感染。

(1) 止血：用清洁纱布直接压迫在伤口上 5~10 分钟，不可时紧时松，同时抬高伤处。伤口有异物时，可在伤口四周施压。

(2) 清洁伤口：用清水冲洗伤口，然后用清洁纱布蘸干，不要让水滞留在伤口上，以防感染。

(3) 消毒伤口：用无菌棉签蘸取碘伏，从伤口中心向外环形消毒。

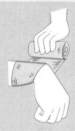

(4) 包扎：轻微的摩擦、划伤伤口，可直接暴露；浅而小的伤口，可用创可贴或无菌纱布包扎，一般 2~3 天更换敷料一次，分泌物多时，及时更换，保持伤口清洁。

(5) 什么时候需要去医院

1) 伤口出现黏稠、浑浊的渗液，伴随红肿、疼痛。
2) 面部划伤（除非伤口非常浅，且长度不超过 2cm）。
3) 关节划伤，伤口容易在运动中开裂。
4) 伤口边缘不规则或有缺损。
5) 伤口长度 >5cm 或深至脂肪层。
6) 如果是刺伤，且 5 年内没接种过破伤风疫苗，无论伤口大小，均应及时就医。

外伤处理步骤

2. 闭合性伤口

（1）骨折：轻微触碰受伤部位，如果患儿表现为剧烈痛苦，且受伤的关节活动受限，局部皮肤肿胀，或有异常的折角、隆起、青紫、淤血等，可初步判断为有骨折。

一旦怀疑有骨折，应尽量减少对受伤部位的移动。如有出血，应先止血，然后硬板或杂志临时把骨折的两端固定好，尽可能将伤处略抬高，以减轻患儿痛苦和肢体肿胀，然后立即就医。

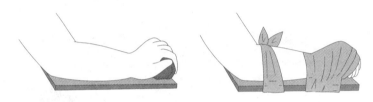

固定好骨折的两端

（2）无骨折，只是局部肿胀、淤血。

前 24 小时内，冰块加水冷敷 20 分钟，停 20 分钟，反复进行 2~3 小时，可镇痛消肿，压迫冷敷效果会更好。若受伤部位是胳膊或腿，适当抬高患肢也有利于消肿。24 小时后，温水热敷患处，可促进局部血液循环，加速淤血消散。冷敷或热敷时要密切观察皮肤情况，避免造成冻伤或烫伤。皮下淤血吸收，需要 2 周或更长时间。如果只是轻度红肿疼痛可不用处理。

如果受伤的是头部，应密切观察 72 小时，若出现恶心、呕吐、嗜睡、没精神或异常烦躁、哭闹，安慰不起作用时，立即就医。

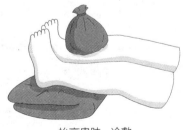

抬高患肢，冷敷

二、如何预防孩子外伤的发生？

1. 加强安全防范意识，家长做好儿童的监护和安全教育。

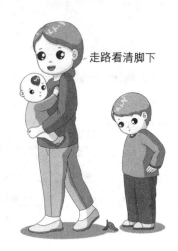

走路看清脚下

2. 环境安全　确保居家及户外活动场地安全

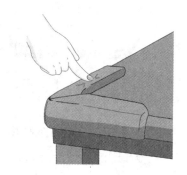

3. 物品安全　定期检查运动设施或玩具，及时维修。

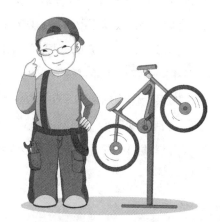

4. 自身安全　坚持让孩子运动前充分拉伸，进行危险运动时佩戴护具，路上不戴耳机。

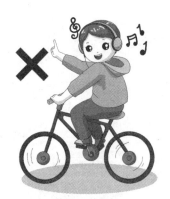

路上不戴耳机

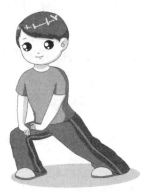

运动前充分拉伸

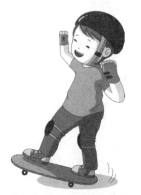

进行危险运动时佩戴护具

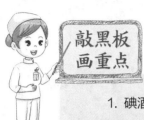

1. 碘酒和酒精对皮肤黏膜刺激性大，尽量不用。

2. 不要将抗生素药膏涂在伤口切面上，可涂在伤口周围红肿处。

3. 如果是玻璃碎片或铁钉断在伤口里，应让孩子马上停止活动，立即就医。

4. 刺伤时需用消毒的镊子将异物夹出，用力在伤口周围挤压，挤出淤血与污物。

（周畟）

第五章

儿童用药

第一节

儿童常用药物剂型，
您了解多少？

一、什么是药物剂型？

以阿奇霉素举例，成人使用的是片剂，儿童使用的干混悬剂，虽然是同一种药，但是两种不同的剂型。常见的口服药剂型还包括胶囊、口服液、丸剂以及新型的口腔崩解片、口腔速溶膜等。除了口服药物，还有可供静脉输液的针剂、外用的药膏、栓剂、开塞露等，以及直接作用于呼吸道的吸入制剂等。

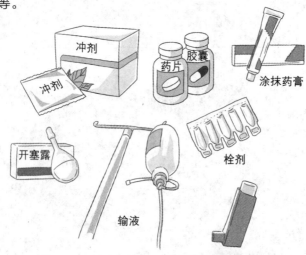

儿童药物剂型

同一种药物开发不同剂型要结合药物本身的理化特性以及目标人群的生理和心理学特点。儿童剂型一般辅料更加安全，更容易根据儿童的体重调节剂量，同时也会改善口感以便更加容易吞咽。

二、儿童用药有哪些特殊之处？

1. 口服　口服药物的优势在于依从性好、容易摄取、无痛。很多药物需要根据儿童体重决定剂量，所以对剂量灵活性要求很高。

2. 注射　提起注射，不能回避的问题就是疼痛和恐惧。临床上只有当儿童处于紧急状况、儿童不能口服或者药物不宜口服时才会选用这种方式。对于不得不长期注射的儿童，如糖尿病儿童，可以考虑采用微针注射或配备微针的皮肤贴片。

3. 吸入制剂　儿童是哮喘的高发人群，吸入制剂对于哮喘的疗效更好，但是吸入制剂是否能够达到肺部很大程度上取决于患者的协同性，也就是给药和呼吸是

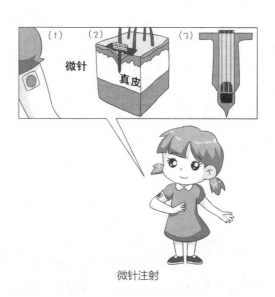

微针注射

用吸嘴吸入　　　　用吸入面罩（小）吸入

将吸嘴含在口中进行吸入　　用面罩罩住口鼻进行吸入

吸入方式

否能够很好配合。儿童可以考虑使用附加装置如储雾罐，4 岁以下的儿童还可以使用面罩，以减少药物喷溅到脸部的可能性。

4. 直肠给药　直肠给药也是儿童比较常见的给药形式，通过直肠给药的药物一般制成栓剂、滴剂等。直肠给药方式因为有一定的危险性，一般在医院完成。

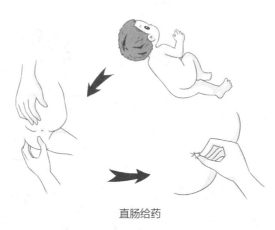

直肠给药

三、口服药物中儿童常用的剂型有哪些？

儿童口服药物大多是在考虑治疗效果、剂量是否能灵活调整的基础上，结合儿童的吞咽能力、药物味道等制作成不同的剂型。常用的剂型有溶液剂、糖浆剂、混悬剂、片剂、膜剂以及需要临时配制成溶液或混悬液的粉末、泡腾片和需掺杂在食物或者饮料中服用的颗粒、粉末等。这些剂型可以灵活地调整剂量。

1. 分散片　是指遇水迅速崩解形成均匀黏性混悬液的一种片剂，可以吞服、咀嚼、含吮，或在水分散后与果汁、牛奶同服，适合儿童患者。

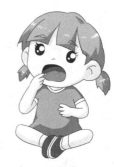

分散片

2. 泡腾片 含有碳酸氢钠和有机酸，遇水可释放出大量二氧化碳，吸收迅速，口味较好，适合于儿童患者。

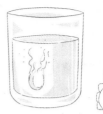

泡腾片

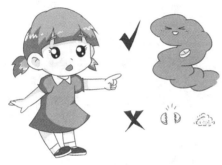

3. 肠溶片 通常在药物外面包裹一层肠溶包衣，在肠道中溶解吸收。使用时一般整片使用，请勿掰开或碾成粉末。注意肠溶片不适用于年龄小的儿童。

肠溶片

口服药物中还有两种特殊的制剂需要引起注意：缓释制剂和控释制剂。这两种制剂是通过药剂学设计减慢药物释放速率的长效制剂。在使用这种药物时，最好整片服用，不要随意改变剂量和剂型。

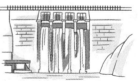

整片吞服　　药物释放速率得到控制

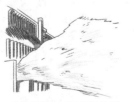

掰开服用　　药物释放速率不受控制
缓释制剂和控释制剂

四、药物剂型多样，应该如何选择？

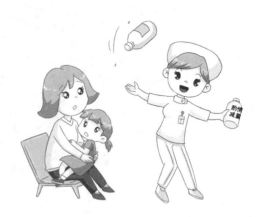

1. 原则是遵医嘱　医生会综合考虑宝宝的病情、吞咽能力以及心理特点等，选择对宝宝有效果、创伤小、宝宝容易接受的用药方法以及药品。

2. 如果临时在家中需要给宝宝用口服药，原则是有儿童剂型的药品一定选用儿童剂型，成人剂型药物的使用一定在医生指导下进行。

请用儿童药品，用我需要医生指导

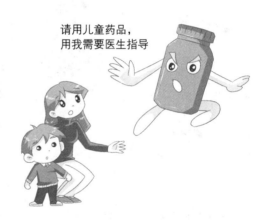

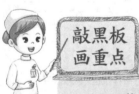

敲黑板画重点

1. 药物剂型的选择是儿童用药安全的重要内容之一，要引起家长的重视。

2. 儿童用药剂型、方式要遵医嘱。

3. 家中临时应用口服药物时要仔细阅读说明书。

（苑静）

第二节
儿童口服用药的 "六项注意"

一、尽量选择儿童剂型

儿童用药尽量选用儿童剂型；对于一些没有针对儿童的剂型的药物，要在医生的指导下用药。

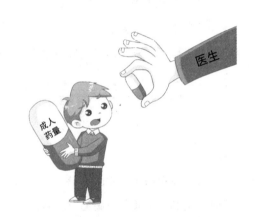

二、是不是所有应用于成人的药物，只要保证用药剂量的准确，就可以给儿童服用呢？

不是的。孩子不是缩小版的成人，成人用药与小儿用药的区别不只是剂量。儿童的组织器官处于不断发育成熟的阶段，神经系统、内分泌系统

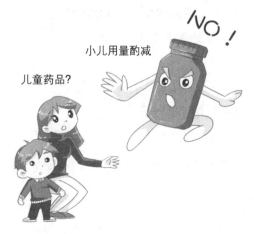

及许多脏器发育尚不完善，肝、肾功能以及血－脑屏障的作用也都不健全，很多成年人应用安全的药物可能会对儿童造成伤害。所以儿童用药安全是需要全社会关注的问题，宝宝用药一定要在医生指导下进行。

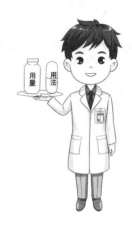

三、儿童口服给药原则

给药时保证如下原则：

（1）剂量准确。

（2）服用方法安全。

（3）服用方式不改变药物性质。

四、对于一些剂量要求精确的药物，怎样保证剂量准确？

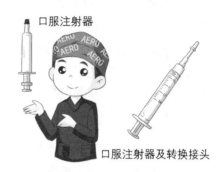

口服注射器

口服注射器及转换接头

对于口服颗粒、溶液、混悬液，可以采用的定量装置有量勺、量杯、滴管、口服注射器等。最准确的给药方式是使用口服注射器。

五、儿童口服用药的注意事项有哪些？

1. 混悬制剂 ①水温适宜。②足够水量。③使用前摇匀。

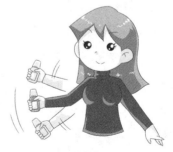

混悬制剂摇匀

2. 泡腾片或泡腾颗粒

（1）不可以直接吞服药片及颗粒，需要加水服用。

（2）按照说明书加入适宜水温的合适水量。

（3）使用前充分摇匀且气泡扩散完全方可服用。

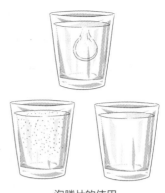

泡腾片的使用

3. 止咳糖浆

部分止咳糖浆的止咳作用依靠糖浆覆盖在咽部黏膜表面，减轻炎症对黏膜的刺激。若服药后立即饮水会稀释胃液，减弱胃肠道对药物的吸收，同时降低咽部黏膜表面的药物浓度，降低了药物的止咳作用，所以服后不宜马上喝水。

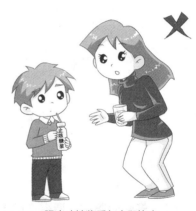

服止咳糖浆后勿立即饮水

4. 片剂

（1）用50ml以上的温水送服： 多数药物是在小肠内被人体吸收的，服药时适当的饮水量可使药物快速通过咽部和食管进入胃内，提高胃的排空速度，使药物尽快到达肠道。

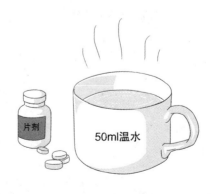

（2）尽量避免饮料送服： 茶水、可乐、豆浆、咖啡、牛奶等饮料中有多种化学成分，易与药物发生反应而影响药效。除非有特殊要求，最好用白开水服药。

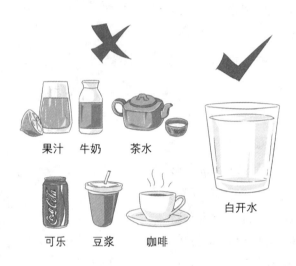

果汁　牛奶　茶水

白开水

可乐　豆浆　咖啡

（3）多药同服时，请咨询医生： 药物之间可能会促进或降低彼此的药效，在服用前请咨询医生。

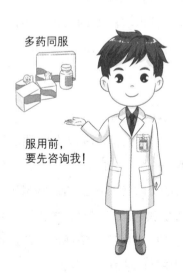

多药同服

服用前，
要先咨询我！

六、如何正确给孩子服药？

1. 仔细阅读说明书，了解宝宝需要服用的剂量、给药时间以及给药方法，严格按照说明书给孩子服用足量的药物。

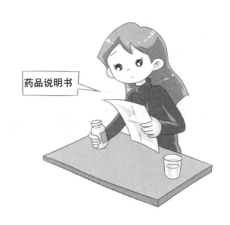

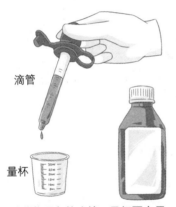

随药物配备的滴管、量杯要专用

2. 使用专用的滴管、注射器或随药配备的量杯给孩子服药，不用其他药物的滴管或量杯给孩子喂不同的药物。

3. 宝宝用药要注意安全，避免呛咳或误吸。

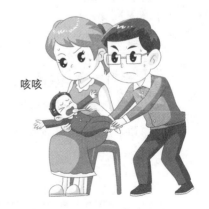

4. 尽量不用饮料给孩子服药，温水送服。

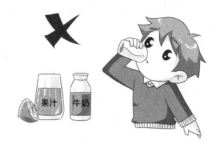

5. 注意孩子服药的时间与间隔。

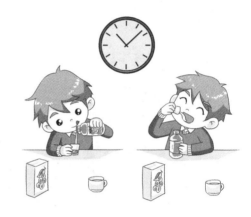

敲黑板
画重点

1. 儿童用药尽量选择儿童剂型。

2. 用药前仔细阅读医嘱或说明书，保证服药的剂量准确、服药频率正确及服药的安全性。

（苑静）

第三节
如何正确地喂药？

一、营造一个轻松的喂药环境

协和护士 小课堂

为什么不能捏着鼻子灌药？

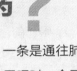

人的咽部下端有两条通道，一条是通胃肠的叫食管，一条是通往肺部的叫气管。在气管上面开头处，有一块会厌软骨，当进食吞咽时，会厌软骨便会关闭，防止食物进入气管。如果宝宝是被捏着鼻子灌药，口腔就需要同时承担呼吸及进食的功能，药物比较容易在宝宝换气的时候进入气管，引起误吸，轻则引起咳呛或支气管、肺部的炎症，重则阻塞呼吸道造成窒息死亡。因此，为了孩子的安全，千万不可捏着孩子的鼻子灌药。

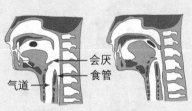

会厌、气道、食管解剖结构

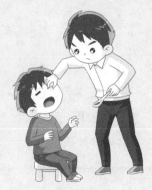

错误的喂药方式

1. 家长心平气和是孩子最好的镇静剂，家长们喂药前需要调整自己的心态，放下焦虑。

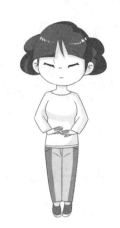

2. 喂药前，先安抚好孩子情绪。

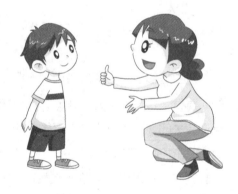

3. 在喂药的过程中，家长可借助玩具、动画片、音乐、零食等分散孩子注意力，缓解孩子的紧张感。

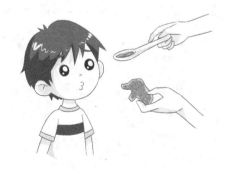

4. 如果孩子哭闹不止，家长应停止喂药，不要五花大绑式喂药，等孩子情绪稳定时再进行尝试。

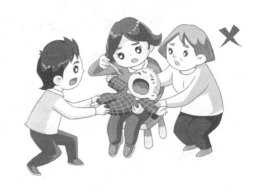

5. 大一点的孩子应采取鼓励的方式。3岁以上的孩子已经可以理解家长所表达的意思及吃药的作用，喂药前尝试多和孩子沟通，并采取鼓励或奖励的方式让孩子吃药，例如和孩子约定，吃完药后可以为他讲一个故事或送一个小贴纸等。

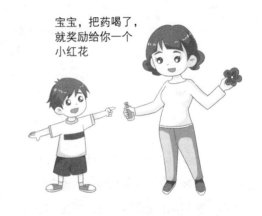

宝宝，把药喝了，就奖励给你一个小红花

二、创造安全的环境

喂药前创造一个安全的环境，适当挪开桌椅，避免孩子产生挣扎或抗拒行为时出现磕碰。

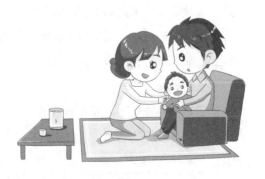

三、找到合适的喂药工具和喂药方法

儿童药物多为液体剂型，使用滴管、奶嘴式喂药器或者奶嘴组合注射器的方式等都能很好地帮助孩子服药。

1. 滴管式喂药器适合服用较少药量的 0 至 1 岁的宝宝，喂药时可将滴管尖端放置于颊部的舌侧或舌下喂服，避免将滴管尖端放置在舌后部引起呕吐反射或误吸。

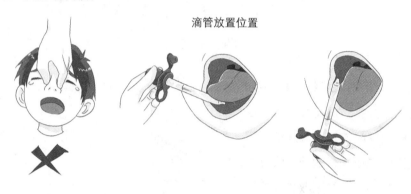

滴管放置位置

2. 服用药物的液体量较大时使用奶嘴式喂药器，奶嘴式喂药器的喂药方式类似用奶瓶吃奶，这样更接近宝宝的习惯，更可以让宝宝轻松地喝到药，使用奶嘴式喂药器不仅能够在较短时间内将药品喂入宝宝嘴里，减少宝宝的服药痛苦，还可以较方便地进行量上的把握。

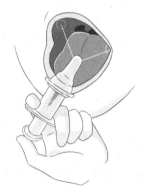

奶嘴式喂药器

不管是哪种喂药器，都要等孩子咽下后再进行重复的动作，以免引起呛咳。

四、喂药后体位

服药后不要立刻躺下。对于小宝宝来说，喂药时或之后应根据宝宝具体情况保持坐位、半卧位、侧卧位 5 分钟左右，避免药物被吐出而呛入气管，尽量不要仰头平卧。

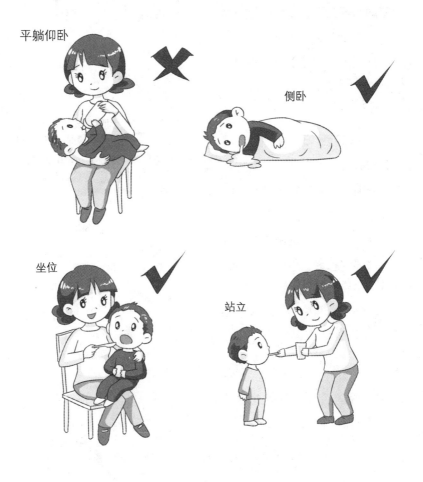

平躺仰卧

侧卧

坐位

站立

五、喂药后呕吐怎么办？

宝宝呕吐后，结合宝宝服药与呕吐的时间、呕吐物的性状及宝宝病情等决定是否补服药物。

1. 服药 15 分钟内呕吐药物还未到达小肠，可以考虑服用同等剂量。

服药15分钟

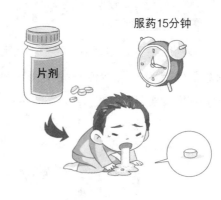

2. 服药后 15~60 分钟呕吐需要根据宝宝的病情、呕吐物等综合判断。如果药物是片剂，呕吐物中含有肉眼可见的药片，可以补服药物。但如果宝宝病情稳定，精神状态好，也可以不补服药物。

服药15~60分钟呕吐，
呕吐物有药片，补服

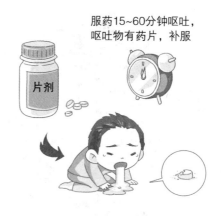

3. 服药后 1 小时以上呕吐不需要补服。

服药1小时，不补服

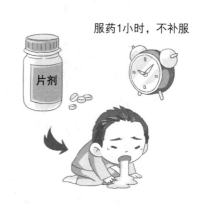

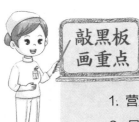

敲黑板
画重点

1. 营造轻松、愉快、安全的服药环境。

2. 尽量选择儿童用药剂型。

3. 选择合适的喂药工具及喂药方法。

4. 服药后尽量保持坐位、半卧位或侧卧位 5 分钟左右。

（苑静）

第四节
疫苗那些事儿

什么是疫苗？

英国科学家发现感染过牛痘的人不会感染天花，推测牛痘对天花有免疫力。1870 年，法国科学家 L.Pasteur 通过多代培养鸡霍乱弧菌制备了第一个"细菌减毒活"疫苗——鸡霍乱疫苗。L.Pasteur 也被称为疫苗之父。

疫苗就是通过口服或者注射，使机体对特定的致病原产生抗体，使机体消灭致病原的生物制剂。

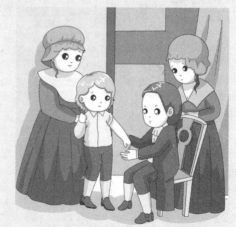

接种牛痘

一、为什么要接种疫苗？

当病原体（如细菌或病毒感染）进入人体的时候，我们人体的一些细胞会记住入侵的病原体特征，以后如果再遇到相同特征的病原体，人体就能快速识别并将其消灭。疫苗就是把那些带有病原体特征但是又不致病的物质注入体内，让免疫系统记住，等真正的病原体侵入时，人体就会快速识别并启动免疫系统将其消灭。接种疫苗可以帮助小朋友建立抵抗疾病的屏障，预防疾病的发生。

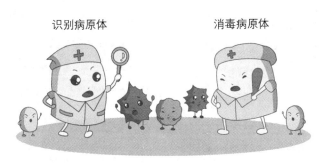

识别病原体　　　　消毒病原体

疫苗的作用

二、疫苗分哪些种类？

1. 活疫苗　使用整个病原体作为抗原通过减毒或者无毒制成的疫苗，接种后减毒病原体在体内繁殖，模拟隐性感染，引起免疫应答。卡介苗和麻疹疫苗属于减毒活疫苗。

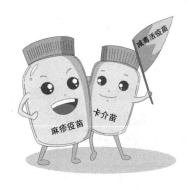

2. 灭活疫苗 对病原体采用物理或化学方法使其失去致病力，但保留免疫原性制备的疫苗，接种后机体产生抗体或者致敏的淋巴细胞。百日咳属于灭活疫苗。

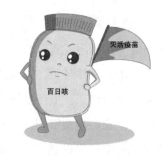

3. 亚单位疫苗 通过化学裂解、重组或者合成的方法得到病原体中具有免疫原性的抗原成分制成的疫苗，接种后刺激机体产生免疫反应。亚单位疫苗主要有流感血凝素疫苗、肺炎球菌囊膜多价多糖疫苗。

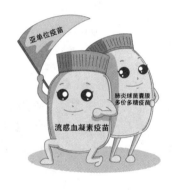

4. 新型疫苗 如基因工程疫苗、重组疫苗——HPV疫苗、重组乙型肝炎疫苗等。

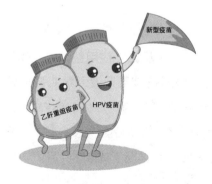

三、什么是一类疫苗和二类疫苗？

1. 一类疫苗　即免疫规划疫苗，是国家规定的小朋友必须接种且国家免费提供的疫苗。如果不接种一类疫苗不仅要承受患病的风险，还会影响小朋友入园、入学。目前一类疫苗包含 11 种，能预防 12 种疾病。

2. 二类疫苗　即非免疫规划疫苗，可以由家长自愿选择接种的疫苗，一般情况下需自费。

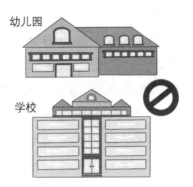

免疫规划疫苗＝第一类疫苗＝免费
非免疫规划疫苗＝第二类疫苗＝自费

幼儿园

学校

国家免疫规划疫苗儿童免疫程序表（2020年版）

疾病	疫苗	英文缩写	接种起始年龄													
			出生时	1月	2月	3月	4月	5月	6月	8月	9月	18月	2岁	3岁	4岁	5岁	6岁
乙型病毒性肝炎	乙肝疫苗	HepB	1	2					3								
结核病[1]	卡介苗	BCG	1														
脊髓灰质炎	脊灰灭活疫苗	IPV			1	2											
	脊灰减毒活疫苗	bOPV					3									4	
百日咳、白喉、破伤风	百白破疫苗	DTaP				1	2	3				4					
	白破疫苗	DT															5
麻疹、风疹、流行性腮腺炎[2]	麻腮风疫苗	MMR								1		2					
流行性乙型脑炎[3]	乙脑减毒活疫苗	JE-L								1		2					
	乙脑灭活疫苗	JE-I								1、2		3				4	
流行性脑脊髓膜炎	A群流脑多糖疫苗	MPSV-A							1		2						
	A群C群流脑多糖疫苗	MPSV-AC												3		4	
甲型病毒性肝炎[4]	甲肝减毒活疫苗	HepA-L										1					
	甲肝灭活疫苗	HepA-I										1	2				

注：1. 主要指结核性脑膜炎、粟粒性肺结核等。
2. 两剂次麻腮风疫苗免疫程序从2020年6月开始在全国范围内实施。
3. 选择乙脑减毒活疫苗接种时，采用两剂次接种程序。选择乙脑灭活疫苗接种时，采用四剂次接种程序；乙脑灭活疫苗第1、2剂间隔7~10天。
4. 选择甲肝减毒活疫苗接种时，采用一剂次接种程序。选择甲肝灭活疫苗接种时，采用两剂次接种程序。

四、一类疫苗和二类疫苗都需要接种吗？

一类疫苗是国家强制接种的疫苗，如果孩子没有特殊情况均需要接种。二类疫苗的重要性其实和一类疫苗是一样的，比如 Hib 疫苗、肺炎球菌疫苗、轮状病毒疫苗、HPV 疫苗等，二类疫苗可以覆盖一些同样对孩子健康造成重大威胁的疾病。家长可以根据自己的经济情况选择接种，也可以参考医生的意见。

有些地区的幼儿园会要求小朋友入园前接种某些二类疫苗，如水痘疫苗、手足口疫苗等，如果不及时接种，也可能会影响孩子入园，这种情况建议根据当地情况及要求进行接种。

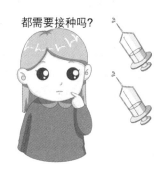

都需要接种吗？

五、同一种疫苗有自费的，有免费的，是不是自费的疫苗更安全一些？

一类疫苗现在也有不同选择，比如脊髓灰质炎疫苗、乙肝疫苗，有自费的也有免费的，接种之前医生会询问家长的意见。其实两种疫苗在安全性和效果上并不存在本质区别，家长可以根据自己的意愿进行选择。

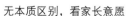

无本质区别，看家长意愿

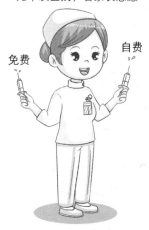

免费　　自费

六、宝宝生病错过了疫苗接种，接种延迟了应该怎么办？

接种疫苗是有最晚接种月龄要求的，只有超过了疫苗说明书规定的接种月龄才是真正意思上的延迟接种，而我们通常所说的延迟接种是指延迟原计划的接种日期。如果只是错过了原计划的接种日期，但是在疫苗说明书规定的接种月龄之内接种，就不属于延迟接种。

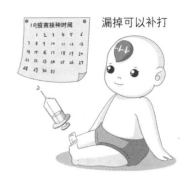

漏掉可以补打

如果因为宝宝生病或因为疫情等原因没有及时接种，只要不超过规定的最晚接种月龄，即便第二针、第三针疫苗推迟接种，也不用再重新打一遍，补齐漏打的剂次就可以了。

七、延迟接种是否会影响效果？

适当地推迟疫苗接种，对疫苗安全性和有效性的影响是非常有限的，一般不会影响免疫效果。但推迟接种就意味着疫苗产生有效保护的时间也往后推迟，可能会增加小朋友感染相应疾病的风险。因此，如果情况允许，尽量按照医生预约的时间接种疫苗。

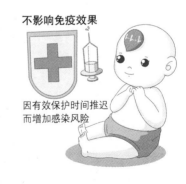

不影响免疫效果

因有效保护时间推迟而增加感染风险

1. 一类疫苗必须接种。

2. 二类疫苗也很重要，可根据当地情况，咨询接种医生是否接种。

（苑静）

第五节
预防接种之"葵花宝典"

一、疫苗接种前，家长要做什么准备？

1. 带上孩子的接种证，不要折叠、损坏，以便接种门诊打印或登记接种信息。

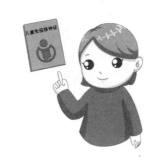

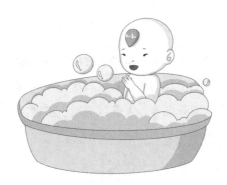

2. 先给宝宝洗澡，换上干净的内衣，一是保证皮肤的清洁，二是接种 24 小时内不能洗澡，如果宝宝身上不干净，容易引起细菌感染。

3. 保证宝宝足够的睡眠，不要让宝宝过于疲劳。

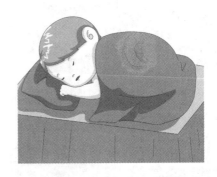

4. 认真阅读预防接种告知书，确定孩子无相关接种禁忌证。

5. 如果孩子在前一次疫苗接种后出现了高热、抽搐、荨麻疹等反应，要告诉医生。

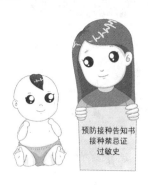

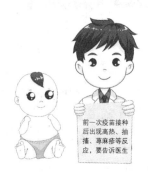

二、接种疫苗会出现不良反应吗？常见的不良反应有哪些？

随着使用疫苗的种类和数量不断增加，出现预防接种不良反应的可能也在不断增加。根据相关的统计资料，发热出现得最频繁，其次为接种部位的局部反应，如红肿、硬结及局部皮肤温升高等，大多数都属于接种后正常反应，一般 2~3 天会自动消失。

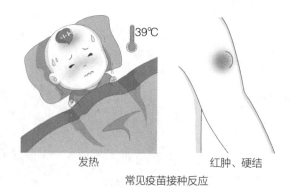

发热　　　　　　红肿、硬结

常见疫苗接种反应

三、接种疫苗后的发热需要怎么处理呢？

发热一般发生在注射疫苗后 24 小时内，多数会持续 1~2 天。如果接种的是减毒活疫苗，也可能会在打完疫苗后 6~12 天出现发热。针对不同的发热情况，应对方法也是不一样的。

1. 如果体温 <38.5℃ 且没有明显不舒服的症状，可进行物理降温，一般不需要使用退热药。多休息、多喝水即可，6 个月以下宝宝多吃母乳，不需要额外增加喂水量。

2. 如果体温 <38.5℃ 但精神状况很差，异常哭闹或伴有咳嗽、腹泻等其他症状，或体温 >38.5℃，需及时就诊，排除有无其他引起发热的疾病。

一般来说，接种肺炎疫苗、百白破疫苗和脑膜炎球菌疫苗以后发热发生的可能性比较大，需要额外注意。

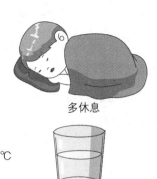

多休息

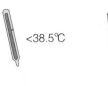

多喝水

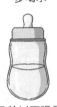

6月龄以下喝母乳

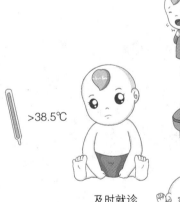

咳嗽

腹泻

及时就诊

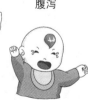

异常哭闹

四、常见的局部反应怎么处理呢？

1. 红肿直径 <15mm，一般不需要处理。

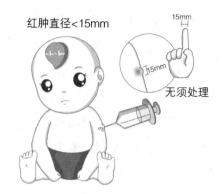

红肿直径<15mm

15mm

无须处理

2. 打完疫苗当天，接种部位皮肤又红又热且红肿直径 >15mm，可用干净毛巾浸湿凉水后进行局部冷敷，每次 15~20 分钟，3~4 次 /d；两三天之后，局部皮温正常，仍伴有肿痛或小的硬结且直径在 15~30mm，可热敷 15~20 分钟，3~4 次 /d。但如果是卡介苗接种，不能进行局部热敷。

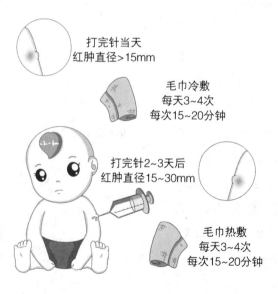

打完针当天
红肿直径>15mm

毛巾冷敷
每天3~4次
每次15~20分钟

打完针2~3天后
红肿直径15~30mm

毛巾热敷
每天3~4次
每次15~20分钟

3. 红肿直径 >30mm（大约两指宽）且冷敷、热敷效果均不明显，应及时到医院就诊。

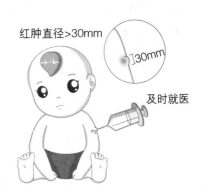

护理期间要避免挠抓、按摩，并保持局部皮肤的清洁卫生，避免继发感染。如果对孩子的症状特别担心，或者家长没有办法判断孩子病情的时候，建议及时带孩子到医院看医生，让专业的医生帮助我们判断和治疗。

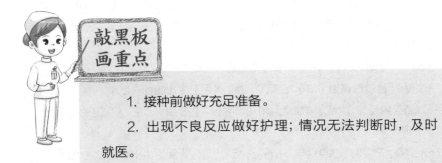

1. 接种前做好充足准备。

2. 出现不良反应做好护理；情况无法判断时，及时就医。

（苑静）

参考文献

［1］陈荣华，赵正言，刘湘云．儿童保健学［M］．5版．南京：江苏凤凰科学技术出版社，2017．

［2］崔焱，仰曙芬．儿科护理学［M］．6版．北京：人民卫生出版社，2017．

［3］刁连东，翟如芳．疫苗应用与安全问答［M］．北京：中国医药科技出版社，2017．

［4］桂永浩，薛辛东．儿科学［M］．3版．北京：人民卫生出版社，2017．

［5］韩德民．过敏性鼻炎［M］．2版．北京：人民卫生出版社，2014．

［6］江载芳，申昆玲，沈颖．诸福棠实用儿科学［M］．8版．北京：人民卫生出版社，2015．

［7］李兰娟，王宇明．感染病学［M］．3版．北京：人民卫生出版社，2015．

［8］李兰娟，任红．传染病学［M］．9版．北京：人民卫生出版社，2018．

［9］罗小平，刘桐林．儿科疾病诊疗指南［M］．3版．北京：科学出版社，2014．

［10］斯蒂文·谢尔弗．美国儿科学会育儿百科［M］．6版．陈铭宇，等译．北京：北京科学技术出版社，2016．

［11］孙晓东，潘启超，苏斌．长三角区域预防接种培训指导手册［M］．北京：中国医药科技出版社，2020．

［12］邵肖梅，叶鸿瑁，丘小汕．实用新生儿学［M］．5版．北京：人民卫生出版社，2019.

［13］童笑梅．新生儿重症监护医学［M］．北京：北京大学医学出版社，2019.

［14］王卫平，孙锟，常立文．儿科学［M］．9版．北京：人民卫生出版社．2018.

［15］徐虹，丁洁，易著文．儿童肾脏病学［M］．北京：人民卫生出版社，2017.

［16］郭虎，郑帼．热性惊厥处理指南解读［J］．实用儿科临床杂志，2011，26（6）：467-468.

［17］蒋荣猛，邓慧玲，李兴旺，等．《手足口病诊疗指南（2018版）》解读——手足口病的一般治疗与病因治疗［J］．传染病信息，2018，31（5）：421-424.

［18］范娟，李茂军，吴青，等．儿童麻疹的临床管理——美国传染病学会2015年报告简介［J］．中华实用儿科临床杂志，2015，30（22）：1684-1686.

［19］仰曙芬，吴光驰．维生素D缺乏及维生素D缺乏性佝偻病防治建议解读［J］．中国儿童保健杂志，2015，23（7）：680-683.

［20］殷文武，王传林，陈秋兰，等．狂犬病暴露预防处置专家共识［J］．中华预防医学杂志，2019，53（7）：668-679.

［21］殷文武．外伤后破伤风疫苗和被动免疫制剂使用指南［J］．中华预防医学杂志，2019，53（12）：1211-1217.

［22］中国儿童遗尿疾病管理协作组．中国儿童单症状性夜遗尿疾病管理专家共识［J］．临床儿科杂志，2014（10）：970-975.

［23］中国老年保健协会第一目击者现场救护专业委员会．现场救护第一目击者行动专家共识［J］．中华急诊医学杂志，2019，28（007）：810-823.

［24］中国医师协会儿科医师分会儿童耳鼻咽喉专业委员会．儿童急性中耳炎诊疗——临床实践指南［J］．中国实用儿科杂志，2016，31（2）：81-84.

［25］中华医学会儿科学分会感染组，国家感染性疾病医疗质量控制中心．疱疹性咽峡炎诊断及治疗专家共识（2019年版）［J］．中华儿科杂志，2019，57（3）：177-180.

［26］中国营养学会．缺铁性贫血营养防治专家共识［J］．营养学报，2019，41（5）：

417-426.

[27] 中华人民共和国国家卫生健康委员会. 手足口病诊疗指南（2018年版）[J].
中华临床感染病杂志，2018，11（3）: 161-166.